AF474233

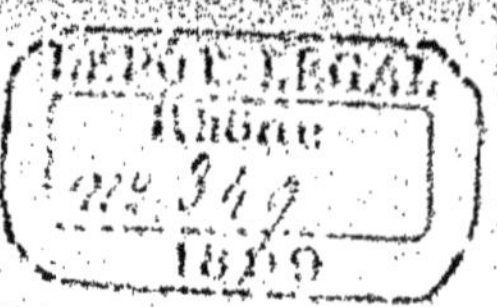

Dr F. MUZARD

DU SYNDROME

DE LANDRY

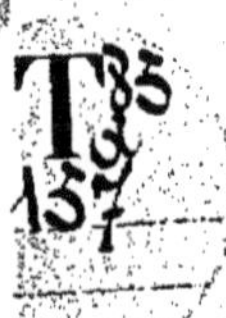

LYON, IMP. A. REY

DU SYNDROME

DE LANDRY

Td 85
1157

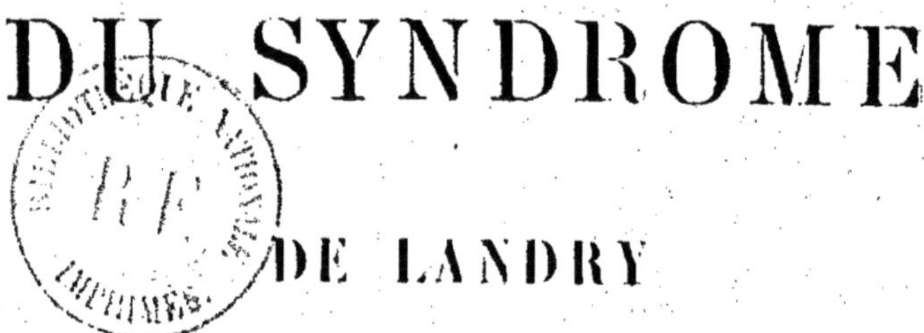

DU SYNDROME

DE LANDRY

BIBLIOTHÈQUE NATIONALE
RF
IMPRIMÉS

PAR

Le Dr François MUZARD

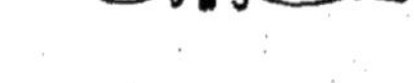

LYON

A REY, IMPRIMEUR-ÉDITEUR DE L'UNIVERSITE

4, RUE GENTIL,

1899

PRÉFACE

L'étude de la paralysie ascendante a fait dans ces dernières années de très grands progrès. Les examens microscopiques pratiqués avec les nouvelles méthodes, surtout celle de Nissl, ont permis une connaissance plus précise et une appréciation plus exacte des lésions du système nerveux dans cette affection considérée au début comme une paralysie essentielle. En même temps, la pathologie expérimentale, en reproduisant le syndrome sur des animaux au moyen d'injections de microbes ou de leurs toxines, contrôlait les enseignements de l'observation et de la bactériologie et démontrait la nature nettement infectieuse de la maladie.

Il serait à souhaiter que de pareils résultats soient obtenus sur le terrain clinique. Depuis longtemps on a tenté de distinguer, dans le chaos des observations, quelques cas fixes dans leurs symptômes, uniformes dans leur évolution, autour desquels pourraient se grouper les faits intermédiaires. Nous n'avons pas la prétention de résoudre cette difficile question, mais tout au moins la poser de nouveau à la lumière de quelques faits nouveaux : observation inédite et publications étrangères assez peu connues.

Nous devons tout d'abord remercier M. le professeur Bondet de l'honneur qu'il nous fait d'accepter la présidence de cette thèse. C'est dans son service qu'a été recueillie une des observations principales de ce travail ; il peut être assuré de toute notre gratitude pour la bienveillance qu'il nous a témoignée. M. Paul Courmont, chef de clinique médicale, nous a suggéré l'idée de cette thèse et a mis à notre disposition l'observation dont nous parlons ; nous sommes heureux de pouvoir ici le remercier des utiles et bienveillants conseils qu'il nous a si largement prodigués.

DU SYNDROME
DE LANDRY

HISTORIQUE

Quoique certainement connue d'Ollivier d'Angers, de Landras et Cruveilher, la paralysie ascendante ne fut bien décrite et ne prit rang dans la pathologie nerveuse qu'à partir du mémoire de Landry. Depuis, les observations se sont multipliées et des théories diverses ont cherché à donner l'explication du syndrome.

Dans une première période, l'opinion de Landry, qui en faisait une affection sans lésion saisissable du système nerveux, fut admise sans conteste. En effet, tantôt on ne trouve aucune altération : Küssmaul (1859), Leudet (1851), Pellegrino-Levi (1865), ont publié des cas de ce genre ; tantôt on ne releva que des lésions sans importance ou douteuses : tels sont les faits de Hayem (1867), de Lokart-Clarke (1867), de Chalvet (1871).

Dans une deuxième période, on rapprocha la paralysie ascendante de la paralysie spinale aiguë de l'adulte qui venait d'être décrite par Duchenne. Petitfils (1871), dans sa thèse inspirée par Charcot, soutint que la maladie de Landry n'était qu'une forme intermédiaire entre la poliomyélite antérieure aiguë et l'atrophie musculaire progressive. Cette opinion fut soutenue plus tard avec de légères différences par Schultze (1889), Immermann (1885), Senator (1893). L'identité de la paralysie ascendante et de la paralysie spinale antérieure ne fut pas sans soulever des protestations, et Westphall revenait, en 1876, à la théorie de Landry. Quant à Vulpian, il réservait son jugement, comptant sur les progrès de l'histologie pour trancher la question.

L'observation de Eichhorst (1877) ouvrit une ère nouvelle : pour la première fois on venait de découvrir des lésions périphériques dans un cas réalisant le syndrome clinique de Landry. Les faits analogues se multiplièrent rapidement : Dejérine (1878), Strümpell (1887), Pitres et Vaillard (1887), etc. La théorie névritique gagna tous les jours du terrain, si bien que Mme Dejérine (1889), puis Nauwerk et Barth rattachent à la polynévrite tous les cas de paralysie ascendante.

Tel était l'état de la question jusque dans ces dernières années ; l'accord était loin d'être fait. Les observations récentes ont une grande importance, et, si elles sont suffisantes pour trancher le différend d'une façon définitive, elles n'en apportent pas moins un gros contingent de faits de nature à l'éclaircir.

A cette période contemporaine se rattachent les publications de Schulz et Schultze, Eisenlohr, Centani, de Marinesco, en collaboration avec Marie ou Ettlinger, de Ballet et Dutil, Remlinger, Bayley et Ewing, etc.

La thèse de Bodin[1] (1896), très bien documentée, élargit considérablement le cadre de la paralysie ascendante.

En 1896, M. le professeur Raymond, dans ses *Cliniques*, établit que la lésion anatomique constante siège sur le neurone moteur périphérique ; il émet sur les rapports de la paralysie ascendante avec la poliomyélite antérieure et les polynévrites motrices, une théorie séduisante reposant sur les données fournies par l'étiologie et l'anatomie pathologique. La thèse de Martinet[2] est l'exposé plus étendu des mêmes idées.

En 1898, ont paru dans diverses revues les observations très complètes de Hirtz et Lesné, Roger et Josué, Thomas.

[1] Thèse de Bodin, Paris, 1896.
[2] Thèse de Martinet, Paris, 1897.

CHAPITRE PREMIER

SYMPTOMATOLOGIE

Nous croyons utile, en raison de son importance, de donner au début de ce chapitre l'observation publiée par Landry en 1859 dans la *Gazette hebdomadaire*.

Observation de Landry[1]

Paralysie ascendante aiguë généralisée; mort; autopsie. Aucune lésion appréciable du système nerveux.

G..., quarante-trois ans, paveur, entre à l'hôpital le 1er juin. De petite taille, maigre, peu robuste, enfance maladive, fièvres intermittentes, rhumatismes articulaires vers l'âge de quinze ans.

Père mort paralysé.

L'année précédente il avait été atteint d'affections fébriles et douloureuses mal déterminées, à la suite desquelles il resta fatigué. En janvier, laryngite.

16 mars. — Il est pris, au milieu de son travail, d'un frisson violent avec point de côté, toux, fièvre, expectoration abondante. Un médecin diagnostiqua « fluxion de poitrine ». Le malade ne put reprendre son travail que le 9 mai; mais vers le 15 il l'abandonna, sentant sa faiblesse générale augmenter toujours, et entra à l'hôpital le 1er juin. Vers le 11 ou 12 mai il avait ressenti de *légers fourmillements aux extrémités des doigts et des orteils.*

[1] Résumée d'après Bodin, thèse de Paris, 1896.

13 juin. — Le malade, qui ne s'était plaint jusque-là que d'une faiblesse générale extrême, s'aperçut qu'en marchant ses genoux fléchissaient souvent. Le lendemain ces flexions devenaient plus fréquentes, la marche plus difficile, les fourmillements avaient envahi la totalité des membres inférieurs et supérieurs qui, en outre, étaient engourdis comme par le froid.

17 juin. — La marche devint impossible, ainsi que la station debout. Même soutenu par deux personnes, les jambes fléchissent, il ne peut marcher. Les mouvements des jambes sont lents et mous. Au lit, il ne peut les soulever au-dessus de l'horizontale ni les garder dans cette position, surtout du côté droit. Il se plaint d'une sensation de tuméfaction des doigts qui lui semblent entourés et comprimés par des liens, comme ficelés ; tous les mouvements passifs sont libres, pas de fièvre, aucune douleur dans les membres ni le long de l'axe vertébral, pas de céphalalgie, de contractures, ni de mouvements convulsifs ni réflexes quand on essaye d'en provoquer; sensibilité un peu obtuse à la plante des pieds ; intelligence normale, pas d'appétit, mais état général excellent.

20 juin. — La paralysie est complète dans les membres inférieurs ; les supérieurs ne rendent plus aucun service au malade, bien que leurs mouvements ne soient pas entièrement abolis. Les fourmillements ont remonté et se font sentir maintenant autour du thorax et à la base du cou. Gêne de la respiration, sensation de constriction pénible du thorax, barre à l'épigastre gênant l'inspiration. En examinant la poitrine on voit que les côtes sont soulevées en bloc et qu'en outre l'épigastre se creuse légèrement pendant l'inspiration et se soulève dans l'expiration, surtout quand le malade est couché sur le dos. Pendant l'effort l'épigastre fait saillie comme à l'état normal. Dyspnée légère, expectoration sans énergie, parole entrecoupée, sensation de langue lourde et épaisse, difficulté de la mastication, un peu de dysphagie. État général excellent.

21 juin. — Mêmes symptômes plus prononcés. Aspect cachectique, sueurs, expectoration abondante, pouls 90, fonctions digestives régulières.

Les membres inférieurs ne peuvent plus exécuter qu'un très léger mouvement de totalité. G... ne peut les élever au-dessus du lit ; les seules contractions musculaires appréciables sont celles du triceps. Les mouvements des orteils et des pieds sont entièrement abolis ; si on soulève la cuisse il peut étendre la jambe, mais sans force, tous les mouvements de la cuisse sur le bassin sont abolis. On sent cependant avec la main quelques contractions dans les muscles adducteurs, mais aucune dans les muscles fessiers.

Au membre supérieur les mouvements de totalité sont très bornés, l'abduction et l'élévation des bras sont impossibles ; si on le place à angle droit sur l'épaule il retombe aussitôt. Cependant le deltoïde se contracte un peu. La rotation du bras en dedans ou en dehors se fait avec mollesse et incomplètement, l'écartement des doigts est à peine esquissé ; l'adduction et l'opposition du pouce à peu près nulles, les doigts sont à demi fléchis et le malade ne peut augmenter que très légèrement la flexion, de sorte qu'il ne peut tenir ni serrer les objets qu'on place dans sa main. Les mouvements d'extension des doigts et des poignets, ceux de latéralité ou de rotation de la main sont très restreints. A gauche le malade fléchit et étend assez bien l'avant-bras sur le bras, mais faiblement ; à droite les mouvements sont plus faibles encore et plus limités.

La station assise est impossible. Les muscles abdominaux se contractent faiblement. Les parois thoraciques se soulèvent en bloc pendant l'inspiration sous la seule action des muscles cervicaux, et les dimensions des espaces intercostaux ne changent pas d'une manière sensible. Le trapèze et les pectoraux se contractent assez bien, le grand dentelé paraît immobile. Si on le fait asseoir, la tête tombe et il ne la relève qu'avec effort ; le diaphragme paraît paralysé, car au moment de l'inspiration il s'excave fortement et se soulève dans l'expiration ; l'effort est difficile et court, et G. . reste épuisé et essoufflé

La respiration est difficile, l'ampliation du thorax incomplète ; à chaque inspiration les sterno-mastoïdiens et les scalènes se contractent fortement ; oppression, dyspnée, voix entrecoupée, toux sans énergie, expectoration presque impossible. Dysphagie, difficulté de mastication, langue moins mobile, pas de tremblement des lèvres ni de la langue, pas de troubles des mouvements des yeux ni de la face ; toutefois, fourmillements dans les joues.

Il urine et va à la selle spontanément.

Les mouvements qui lui restent sont lents, faibles, peu étendus, mais bien coordonnés, sans tremblements ni oscillations, l'irritabilité musculaire paraît normale, pas d'atrophie musculaire; les cordons nerveux accessibles à l'électricité restent tous excitables. Pas de rétractions tendineuses, de contractures ni de convulsions. On ne parvient pas à provoquer le moindre mouvement réflexe même en variant les excitations.

La sensibilité est bien moins atteinte. Les sensations de douleur et thermiques ne sont modifiées nulle part, celles d'activité musculaire sont abolies seulement dans les muscles moteurs du pied et des orteils, G... n'a pas conscience des mouvements imprimés à ces parties ni des contractions provoquées dans ces muscles par l'électricité; il sent pourtant très bien la douleur de crampe et la douleur cutanée produites par le dernier mode d'excitation. Les simples contacts ne sont plus perçus à la plante et sur le dos du pied, les impressions commencent à être senties vaguement au niveau du tiers inférieur des jambes et deviennent de plus en plus distinctes à mesure qu'on remonte. Aux membres supérieurs l'anesthésie ne dépasse pas le tiers supérieur de l'avant-bras et n'est complète qu'à la pulpe des doigts. Enfin la sensibilité au contact est obtuse sur la partie postérieure et latérale du tronc. Dans ces régions G... sent qu'on le touche, mais ne différencie pas l'attouchement simple et le frottement, le contact de la main et celui d'une étoffe, les impressions très légères ne sont pas perçues. Il accuse dans les membres et surtout aux extrémités un sentiment d'engourdissement qu'il compare à un froid intense. En effet, les parties quoique bien couvertes, malgré la température élevée de la saison et la rapidité du pouls, sont froides; les pieds en particulier ont une température cadavérique.

Les sens spéciaux sont tous normaux, l'intelligence intacte; l'état général n'a rien d'alarmant, et c'est à peine si au premier abord on remarque la dyspnée dont il se plaint; il exprime cependant des appréhensions sur son état et par moments éprouve de sinistres pressentiments.

Dans la journée, les accidents se sont aggravés; vers 4 heures, dyspnée extrême, parole entrecoupée et faible, la face et le cou sont légèrement cyanosés, couverts de sueur froide; il se plaignait d'une sensation de constriction au niveau du larynx. A 5 heures, on le fait manger, mais il ne peut avaler. Il demande alors à être assis pour faciliter la respiration et la déglutition, mais après quelques instants il s'affaisse en demandant du secours, pâlit et meurt subitement huit jours après le début de la paralysie.

Autopsie. — Le crâne et la colonne vertébrale sont ouverts avec précaution. Les sinus sont gorgés de sang. Après l'incision de la dure-mère, on trouve également les veines des méninges céphalo-rachidiennes remplies de sang; mais il n'existe aucun épanchement ni dans la cavité de l'arachnoïde, ni dans la trame de la pie-mère, pas de dépôts plastiques, aucune trace de phlegmasie.

Le cerveau paraît normal, les méninges s'enlèvent aisément. Sur la partie moyenne de l'hémisphère gauche on voit seulement quelques plaques d'une fine arborisation qui d'ailleurs ne pénètre pas dans la substance grise.

L'examen le plus minutieux ne fait découvrir aucune altération ni dans le bulbe, ni dans le cervelet, ni dans aucune partie du cerveau proprement dit: les substances blanche et grise conservent leur aspect ordinaire, pas de piqueté rouge; ni congestion, ni anémie, ni ramollissement, ni induration. Aucune trace d'épanchement sanguin ancien ou récent dans le parenchyme ni dans les ventricules.

Même intégrité de la moelle dans toute son étendue et tous ses éléments. Des segments de l'organe pris à diverses hauteurs, examinés au microscope, ont montré l'intégrité complète des deux substances blanche et grise.

Les muscles sont d'un beau rouge, et quelques portions du soléaire examinées au microscope ont les caractères normaux du tissu contractile.

Le thorax ouvert, on constate à droite des adhérences très solides. Le poumon droit présente presque partout une coloration lie de vin et une apparence splénique. Son tissu est plus dur et plus friable que dans le poumon sain; cependant les morceaux surnagent dans l'eau. Le poumon gauche, en grande partie intact, offre par places le même aspect que le droit. Çà et là dans les deux poumons quelques particules crétacées, mais nulle part de tubercules crus ou ramollis.

Si l'on compare à cette observation beaucoup de celles qui ont été publiées depuis sous le nom de paralysies ascendantes, on peut y relever de notables et importantes différences. Les sages conseils de Vulpian qui réclamait « une critique sévère de chaque observation avant d'en faire usage » ont été souvent méconnus, et cet oubli n'a pas peu contribué à embrouiller la question. Nous allons esquisser maintenant un tableau d'ensemble de la symptomatologie de l'affection, telle qu'on la comprend actuellement.

I

Le début de la paralysie ascendante peut être très brusque, qu'il s'agisse d'un sujet frappé en pleine santé ou d'un malade arrivé à la période de convalescence d'une maladie infectieuse. Tantôt ce sont des troubles exclusivement moteurs qui ouvrent la scène : tel le malade de Pitres et Vaillard qui, le matin, après une assez bonne nuit, présentait une paraplégie complète. Tantôt, à ces derniers s'ajoutent des phénomènes sensitifs : rachialgie violente au niveau de la région lombaire avec irradiations dans les membres inférieurs, douleurs dans les jambes sans caractères propres ou revêtant parfois une allure spéciale rappelant les douleurs fulgurantes du tabès ou ostéocopes de la syphilis. Le plus souvent le début est moins brutal et la paralysie s'annonce par un ensemble de prodromes, consistant en général en une association de troubles moteurs et sensitifs : des paresthésies, des fourmillements, des crampes douloureuses accompagnent une faiblesse croissante des membres inférieurs. Cette période prodromique n'est jamais bien longue ; elle varie de quelques heures à deux ou trois jours, et l'on peut considérer comme exceptionnels les cas de Labadie-Lagrave et Pellegrino-Levi où elle dura un et trois mois.

La parésie des membres inférieurs ne tarde pas à s'accentuer en intensité, en même temps qu'elle gagne en étendue, et bientôt le syndrome se trouve réalisé dans son entier : troubles moteurs généralisés avec abolition des réflexes, auxquels s'adjoignent à titre secondaire et inconstant des troubles sensitifs et des sphincters, des modifications dans l'état électrique des muscles et des nerfs.

Troubles moteurs. — Les troubles moteurs consistent dans une paralysie s'élevant des membres inférieurs jusqu'au tronc et aux membres supérieurs, et pouvant même intéresser la face, les nerfs bulbaires et les muscles des yeux : elle constitue le symptôme capital et revêt, tant par ses caractères que par son allure régulière et progressive, une physionomie vraiment spéciale.

C'est une paralysie flasque, sans contracture : les membres étendus et inertes, incapables de tout effort, retombent lourdement quand on les soulève et se prêtent sans résistance à tous les mouvements passifs qu'on leur imprime. A peine trouve-t-on noté dans deux ou trois cas un peu de raideur de la nuque ou de difficulté dans l'accomplissement de certains mouvements. Quelques auteurs ont également signalé d'autres troubles de la motilité : au début, quand les muscles, simplement parésiés, conservaient encore un peu de force, on a noté dans certains cas soit des mouvements choréiformes d'intensité variable et passagers, soit un certain degré d'ataxie; c'est ainsi que Schultze attribue la maladresse des mains de son malade tant à la faiblesse qu'à l'irrégularité des mouvements. Mais ce sont des exceptions qui n'altèrent en rien la physionomie ordinaire de cette paralysie.

La marche progressivement ascendante n'est pas moins caractéristique. D'après Landry, l'ordre suivi à peu près constamment serait : 1° Muscles moteurs des orteils et des pieds, puis muscles postérieurs de la cuisse et du bassin, et, en dernier lieu, les muscles antérieurs et internes de la cuisse; 2° muscles des doigts, de la main et du bras sur le scapulum, et ensuite muscles moteurs de l'avant-bras sur le bras; 3° muscles du tronc; 4° muscles respirateurs, langue, pharynx et œsophage.

Des troubles moteurs si étendus ne tardent pas à amener de graves désordres fonctionnels. La paralysie des muscles abdominaux, aides puissants des fibres musculaires de la vessie et du rectum, gêne considérablement la miction et la défécation et contribue pour sa part à produire la constipation et la rétention d'urine si fréquemment notées dans les observations. Dès que les muscles intercostaux sont touchés, la respiration devient laborieuse : par les contractions énergiques du diaphragme, les espaces intercostaux se dépriment, l'épigastre se soulève fortement, tandis que le malade met en jeu tous ses muscles respirateurs accessoires; et cette lutte pénible continuera jusqu'à ce que le phrénique et le pneumogastrique, lésés à leur tour, amènent la mort par asphyxie.

Presque toujours le processus gagne les noyaux bulbaires : la langue se meut difficilement dans la bouche, le voile du palais flotte inerte, la voix est nasonnée, la parole est bredouillée, les aliments mal dirigés s'égarent dans la trachée et les fosses nasales, et l'usage de la sonde peut devenir nécessaire.

La face est bien rarement intéressée ; il en est de même des muscles des yeux, quoique l'inégalité pupillaire soit assez fréquemment notée.

Etat des réflexes. — Dans la grande majorité des cas, les réflexes tendineux sont abolis, et cela s'observe surtout, d'après Bodin, dans les paralysies ascendantes à évolution foudroyante qui se produisent dans le cours des maladies infectieuses aiguës.

Quelquefois cependant on les voit simplement atténués ou même persister dans leur état normal. Exceptionnellement, on a noté leur exagération. Quant à l'état des réflexes cutanés, il est beaucoup plus variable, et l'on ne saurait établir une proportion à cet égard.

Troubles sensitifs. — Les troubles sensitifs ne sauraient être bannis du tableau clinique de la paralysie ascendante, comme l'ont fait Petitfils et Senator, puisque Landry dans son mémoire écrivait « que la sensibilité et la motilité pouvaient être également compromises ».

Les troubles subjectifs de la sensibilité sont les plus fréquents. Dans la grande majorité des cas, ils sont légers et consistent en fourmillements, crampes et picotements, précédant ou accompagnant les troubles moteurs et n'acquérant que rarement le degré de la douleur vraie. Il est même des cas, encore assez nombreux, comme ceux d'Immermann, de Schultze et de MM. Cournont et Bonne, où ils font totalement défaut. Dans d'autres, ils acquièrent une intensité beaucoup plus grande. Tantôt c'est une douleur aiguë, spontanée ou à la pression, étendue tout le long de la colonne vertébrale ou localisée en un point, surtout dans la région lombaire ; tantôt ces douleurs siègent dans les membres. Elles y présentent parfois un caractère particulier, dont l'importance, au point de vue du diagnostic du siège exact des lésions anatomiques, a été mise en évidence par M. le professeur Raymond. C'est à l'occasion des mouvements passifs, ayant pour but de tendre le cordon nerveux et d'exercer sur lui une sorte de traction, tel que le réalise pour le sciatique l'élévation de la jambe maintenue en extension, que se produisent ces phénomènes douloureux. Il en est de même de la douleur qu'éveille la pression au niveau des masses musculaires ou au point d'émergence et sur le trajet des nerfs.

L'état de la sensibilité objective est des plus variables. Mais on sait combien la recherche de ces troubles est minutieuse, combien il est difficile d'acquérir des données certaines et d'éviter les réponses contradictoires du malade. Le plus souvent, la sensibilité est intacte ou émoussée à un degré plus ou moins marqué ; assez souvent elle est complètement abolie. Cette diminution peut porter sur tous les modes de la sensibilité, mais on peut aussi trouver des troubles dissociés. Même polymorphisme au point de vue du siège : l'anesthésie peut s'étendre sur toutes les régions paralysées et se superposer aux troubles moteurs; elle peut être localisée ou disposée par ilots irréguliers. On a noté également des retards dans la perception des sensations.

L'examen électrique des muscles et des nerfs fournit des renseignements utiles à connaître; malheureusement, les cas abondent où l'on a négligé de le pratiquer. Du reste, si on se reporte aux observations qui en font mention, on trouve les résultats les plus variables. L'intégrité absolue et persistante jusqu'à la mort a été notée dans un grand nombre d'observations et Westphal a fait de ce signe le critérium le plus sûr de la paralysie ascendante. La réaction de dégénérescence, sous sa forme complète ou partielle, a été signalée par différents auteurs (Dejérine, Pitres et Vaillard, Leyden) : ces modifications apparaissent parfois au début, mais le plus souvent se fait attendre un certain temps.

Le même polymorphisme se montre dans les troubles intéressant *les sphincters*. Parfois intacts, d'autres fois simplement parésiés, leurs modifications acquièrent, dans certains cas, une grande intensité et se montrent dès le début; nous avons déjà fait remarquer le rôle que pouvait jouer dans la production de ces troubles la paralysie des muscles abdominaux.

La présence de *troubles trophiques*, et en particulier d'*atrophies musculaires*, dans le tableau clinique de la paralysie ascendante, est un point délicat et sujet à discussion. A la vérité, ces atrophies musculaires font presque toujours défaut : le malade est enlevé avant que les muscles aient eu le temps de se ressentir de la lésion de leur centre trophique. Dans certains cas, tels que celui de

M. Grasset[1], la guérison a pu s'effectuer sans qu'on puisse noter aucune modification dans le volume des muscles qui récupérèrent progressivement leur force et leur fonction. Il s'agissait probablement ici d'une infection qui, bien que frappant un grand nombre d'éléments nerveux, n'en était pas moins peu intense ; aussi les altérations qu'elle avait déterminées purent-elles se réparer intégralement. Mais il est certaines observations où ces troubles trophiques se montrent très marqués et frappent un grand nombre de muscles. Tels sont les deux faits rapportés par M. Raymond dans ses cliniques[2] : l'affection évolua d'abord comme une paralysie ascendante type, puis, le malade ayant échappé à de violentes crises de dyspnée avec menace d'asphyxie, le tableau clinique de la polynévrite se dessina dans son entier : atrophies musculaires généralisées, réaction de dégénérescence, tendance à la guérison. Telle est l'observation de M. Ballet, citée dans la thèse de Bodin, et qui se rapproche beaucoup du tableau clinique de la paralysie spinale aiguë antérieure de l'adulte.

De tels cas sont de puissants arguments en faveur de la théorie émise par M. le professeur Raymond sur les rapports de la paralysie ascendante avec la polyomyélite antérieure et la polynévrite motrice. Ils montrent qu'entre ces syndromes cliniques schématiques et nettement différenciés, *il existe des cas intermédiaires* les reliant les uns aux autres ; ils font toucher du doigt ce qu'ont d'artificiel

[1] Grasset, *Leçons de clinique médicale*, 1896.

[2] Raymond, *Leçons cliniques sur les maladies du système nerveux*, 1895-1896.

les divisions trop absolues créées parfois par la théorie et dont s'accommode mal le polymorphisme des faits cliniques.

Quant aux *troubles cérébraux*, ils font habituellement défaut : les malades succombent en conservant la lucidité de leur intelligence.

On a décrit une *forme descendante* de paralysie ; l'observation de Cuvier[1] en est le type : début par une gêne de la déglutition et de la mastication, parésie progressivement croissante frappant les mains, les bras et gagnant les membres inférieurs. Westphall[2] rapporte une observation où le bulbe était seul intéressé; Eisenlohr[3] cite trois faits, survenus dans le déclin d'une dothiénentérie, où les troubles bulbaires s'accompagnèrent de faiblesse dans tous les autres muscles du corps.

On peut faire des réserves en appréciant jusqu'à quel point de semblables cas méritent d'être classés dans le cadre de la paralysie ascendante : si l'allure envahissante des symptômes parétiques autorise un certain rapprochement, la direction même de l'extension, la localisation exclusive, ou à peu près, dans le domaine du bulbe, créent de sérieuses différences.

II

La marche de cette affection est variable. Elle peut

[1] Pellegrino-Levi, *Archives de médecine*, 1865.
[2] Westphall, *Arch. f. Psychiatrie*, 1875, p. 765.
[3] Eisenlohr, *Deutsche medicinische Wochensch.*, 1873, n° 6.

être foudroyante (le malade de Pitres et Vaillard fut enlevé en vingt-quatre heures), rapide et varier de douze à quinze jours; quand la guérison survient, le rétablissement intégral des fonctions motrices peut se faire attendre pendant des mois. C'est une affection très grave : sur les dix cas dont parle Landry, huit se terminèrent par la mort, et cette proportion peut être généralisée. La gêne respiratoire apparaît avec la paralysie des muscles intercostaux; dès que les noyaux bulbaires commencent à se prendre, elle se change en dyspnée continue avec crises paroxystiques et tachycardie violente qui amènent la terminaison fatale. Ces phénomènes relèvent de la paralysie du pneumogastique et du phrénique. Quand le malade échappe à ce danger, la guérison s'effectue lentement. La paralysie rétrocède, laissant les muscles le plus souvent indemnes, parfois frappés d'atrophie. D'après Landry, les derniers muscles paralysés récupéreraient les premiers leurs fonctions; mais cette règle est loin d'être absolue, le contraire se produirait plutôt dans les formes où les nerfs sont surtout en cause.

III

Si on laisse de côté la forme descendante, on voit que le syndrome de Landry est assez variable dans son tableau clinique. On ne saurait, sans aller contre les idées du premier auteur qui l'a décrit, établir une sélection entre les divers symptômes. C'est ce qu'ont fait Petitfils, qui rejette les cas présentant des troubles de la sensibilité et des sphincters et de l'exagération des réflexes; Westphal qui exige l'intégrité de l'excitabilité faradique; Senator qui n'admet que les formes exclusivement motrices avec absence de réaction de dégénérescence. Agir ainsi, c'est créer des limites arbitraires que rien ne justifie. Est-il possible d'isoler dans ce complexus clinique certains types nettement caractérisés? Bien des auteurs l'ont tenté. Leyden[1] distingue deux formes : l'une bulbaire dans laquelle la moelle allongée est primitivement, exclusivement ou surtout touchée ; l'autre névritique, qui comprend tous les autres cas. Bodin, qui a si largement étendu le domaine de la paralysie ascendante, fait des réserves sur cette forme bulbaire ; il semble admettre une forme névritique et une forme médullaire qu'il subdivise en deux classes, suivant que le tableau clinique se rapproche de celui de la myélite diffuse ou de la paralysie spinale antérieure. Il termine par des remarques très judicieuses : « On comprend aisément, écrit-il, que toutes ces divisions soient plus schématiques que réelles et que toujours, en clinique, toutes ces formes soient plus ou moins mélangées, soit d'emblée, soit dans le courant de leur évolution. C'est seulement la prédominance de tel ou tel symptôme qui permet d'établir ces distinctions. » Nous verrons plus loin qu'il est parfois possible d'affirmer, au lit du malade, la prédominance des lésions sur tel ou tel département du système nerveux : mais une telle précision dans le diagnostic ne saurait s'appliquer qu'aux cas types et ne peut être généralisée.

[1] Leyden, *Zeitschrift f. klin. Med.*, 1894, page 1.

CHAPITRE II

ANATOMIE PATHOLOGIQUE

I

A l'heure actuelle, la lecture des relations d'autopsies des nombreux cas de paralysie ascendante laissent une impression bien différente de celle que suggèrent à Landry les deux faits soumis à son examen.

On y trouve des lésions multiples, les plus variées tant au point de vue de leur intensité qu'en étendue et en localisation. Tout se voit, depuis la simple hyperémie des tissus, jusqu'aux lésions ultimes d'atrophie et de destruction des éléments nerveux; et cela, non seulement au niveau de la moelle et du bulbe, mais aussi dans les nerfs périphériques. On a même signalé des lésions cérébrales. Nous sommes loin de la concise formule de Landry: paralysie sans lésion saisissable du système nerveux. En analysant ces faits, il semble qu'on puisse classer, au point de vue anatomo-pathologique, les observations publiées en quatre catégories.

Cas sans lésions.

Au début, les faits de cette nature abondent. A côté des

cas de Landry, se placent ceux de Leudet[1], de Pellegrino-Levi[2], où l'examen microscopique fait par le professeur Cornil ne révéla aucune lésion dans la moelle, les racines nerveuses, les ganglions spinaux, le sympathique et le pneumogastrique, de Bourdillat[3], où Ranvier nota l'infection de la moelle avec intégrité des éléments nerveux.

Lockart-Clarke[4], en collaboration avec Harley, signala des altérations médullaires, qu'il rattachait au processus décrit par lui sous le nom de désintégration granuleuse, comme pouvant expliquer les symptômes présentés par son malade; Westphall n'hésite pas à considérer ces mêmes altérations comme des artifices de préparation ou des lésions cadavériques; M. Raymond partage cette opinion. De ce cas se rapproche celui de Hayem[5] qui, sur des pièces fraîches d'une moelle releva certaines modifications de structure d'ailleurs nullement caractéristiques, alors que les préparations de pièces durcies ne lui montrèrent rien d'anormal.

A une période plus rapprochée, Kakler et Pick (1880), Finny (1882) publièrent des observations de paralysie ascendante où l'examen de la moelle, durcie dans le bichromate d'ammoniaque et colorée au carmin, ne fit découvrir aucune altération des centres nerveux.

Des faits analogues ont été signalés par Dixon-Mann (1887), Albu (1893), Hun (1891). Ces auteurs, frappés

[1] Leudet, *Gazette médicale*, 1861.
[2] Pellegrino-Levi, *Archives générales de médecine*, 1865.
[3] Bourdillat, *Gazette des Hôpitaux*, 1868.
[4] Lockart-Clarke, *The Lancet*, 1868, page 451.
[5] Hayem, *Gazette des hôpitaux*, 1867.

de ne trouver sur la table d'autopsie aucune lésion susceptible de rendre compte des symptômes observés, donnent de l'affection des interprétations diverses sur lesquelles nous aurons à revenir.

Watson (1891) ne put déceler qu'une congestion des méninges. Strümpell, dans un cas où les troubles moteurs avaient été précédés de tiraillements douloureux, où les mouvements passifs imprimés aux membres faisaient souffrir le malade, se range à l'idée d'une polynévrite, bien qu'il ait constaté l'intégrité des nerfs périphériques en même temps que celle de la moelle.

Tous ces résultats négatifs peuvent s'expliquer dans une certaine mesure. Souvent les examens furent incomplets, ne portant pas sur l'ensemble du système nerveux ; les nerfs périphériques furent ainsi très souvent laissés de côté. Mais surtout les histologistes ne disposaient pas de moyens techniques suffisants pour déceler les lésions si délicates de la cellule nerveuse. Il semblait donc que, après l'avènement de la méthode de Nissl, des cas de ce genre ne seraient plus publiés. Il n'en est rien.

MM. Giraudeau et Levi viennent de faire paraître dans la *Revue de Neurologie* (15 octobre 1898) une observation qui dément cet espoir. Il s'agit d'un homme de vingt-cinq ans qui, à la fin d'une convalescence de dothiénentérie, fut pris de faiblesse, puis de paralysie vraie des membres inférieurs ; en cinq jours, la paralysie gagna le tronc et les membres supérieurs, respectant les muscles du visage et des yeux ; les réflexes tendineux étaient abolis, les sphincters partiellement et légèrement atteints, les muscles ne réagissaient pas à l'excitabilité faradique. Le malade, qui n'avait, pendant toute l'évolution, présenté aucun trouble sensitif, fut enlevé en six jours au milieu d'accidents bulbaires : dyspnée avec menace d'asphyxie, accélération très marquée du pouls. A l'autopsie, l'examen du système nerveux fut l'objet d'une étude très complète. Les nerfs périphériques (branche musculaire du crural, branche du fémoro-cutané, phrénique) fixés dans l'acide osmique, puis dissociés dans la glycérine picro-carminée, ne sont le siège d'aucune altération ; la myéline a son apparence normale et ne présente pas la moindre trace de fragmentation.

Il en est de même des racines antérieures des régions cervicale et lombaire. Le bulbe et des fragments de moelle des régions cervicale, dorsale et lombaire ont été examinés par divers procédés.

Au Pal, « toutes les préparations dénotent l'absence d'altérations anciennes des fibres à myéline tant de la substance blanche que de la substance grise ».

Les préparations au picro-carmin et à l'hématoxyline-éosine « n'ont montré ni congestion plus intense qu'on ne la rencontre d'habitude, ni diapédèse périvasculaire, ni lésions des vaisseaux ».

Au Nissl, « sur les cellules ganglionnaires des cornes antérieures, dont les substances achromatique et chromatique, la situation du noyau ont été étudiées avec soin, ainsi que sur leurs prolongements, aucune altération n'a été relevée ».

Ces cas de paralysie ascendante sans lésions anatomiques susceptibles d'expliquer les symptômes observés pendant la vie, ne sont pas sans analogie avec un autre syndrome clinique à localisation bulbaire. Dans ces dernières années, on a décrit sous le nom de *syndrome d'Erb ou paralysie bulbaire sans lésions anatomiques* une affection caractérisée, au point de vue symptomatique, par des troubles parétiques débutant par la musculature externe de l'œil. Ils envahissent bientôt les muscles innervés par le facial, puis tous ceux qui dépendent des noyaux bulbaires inférieurs, amenant ainsi tout un cortège de troubles dans la déglutition, la phonation et la respiration. Les muscles de la nuque et du cou sont touchés à leur tour ; il en résulte une attitude spéciale de la tête mal maintenue dans sa position normale. Dans les quelques rares autopsies qui ont pu être pratiquées, on n'a pu déceler aucune lésion anatomique répondant à cette variété de paralysie bulbaire.

Outre la localisation différente dans les centres nerveux intéressés, ces deux syndromes diffèrent sans doute par plus d'un caractère : évolution rapide dans l'un, marche chronique dans l'autre ; dans le type Landry, paralysie complète avec réaction électrique variable des muscles ; dans le type Erb, parésie augmentant avec fatigue du muscle et susceptible de disparaître plus ou moins complètement par le repos, réaction particulière des muscles au courant faradique désignée sous le nom de réaction myasthénique de Jolly.

Il n'en est pas moins vrai que, dans les deux cas, il s'agit de lésions nerveuses échappant encore aux méthodes d'examen dont disposent les histologistes et qu'une interprétation plus ou moins identique doit expliquer ces deux syndromes.

2° Cas avec lésions exclusives des centres nerveux.

Les lésions des centres nerveux existent dans la presque totalité des observations : elles sont surtout relatées avec un luxe de détails et une précision défiant toute critique depuis l'avènement des méthodes de Pal et de Nissl. Nous n'envisagerons dans ce groupe que les cas où les nerfs périphériques n'étaient pas intéressés.

Microscopiquement, la moelle se montre parfois gonflée, diffluente au point que son extraction du canal rachidien en est rendue difficile; ses coupes peuvent également présenter un piqueté hémorragique visible à l'œil nu; de tels faits sont excessivement rares et relèvent d'un processus très avancé et surtout très aigu. Le plus souvent, les centres nerveux paraissent sains à première vue et un examen microscopique délicat peut seul déceler les lésions. Presque toujours celles-ci sont localisées dans la colonne grise antérieure de la moelle ou présentent, à ce niveau, leur maximum d'intensité quand elles diffusent un peu sous les parties voisines. En hauteur, elles envahissent toute l'étendue de l'axe spinal, intéressant également les noyaux bulbaires. Mais, et c'est une remarque qui découle d'un grand nombre de faits, c'est dans les étages inférieurs de la moelle qu'elles semblent le plus accentuées; elles s'atténuent tant en étendue qu'en intensité à mesure qu'on s'élève dans les parties supérieures.

Parfois tous les éléments des cornes antérieures, cellules, névroglie, vaisseaux sanguins, participent au processus pathologique; dans d'autres cas, la cellule nerveuse seule est altérée.

Les faits de MM. Roger et Josué (obs. II), Courmont et Bonne (obs. VI) sont des exemples de cette localisation exclusivement cellulaire.

Etudiées par la méthode de Nissl, ces lésions sont des plus variables depuis le simple gonflement jusqu'à l'atrophie complète en passant par toutes les formes de chromatolyse décrites. Les modifications portent sur tous les éléments de la cellule. La substance chromatique qui, normalement, se présente sous forme de grains bien colorés et disposés régulièrement autour du noyau, est fragmentée, réduite en blocs plus petits, inégaux de volume, ou en une fine poussière; parfois même les granulations disparaissent complétement, laissant voir un fin réseau à mailles richement anastomosées. Enfin, dans quelques cellules, le réticulum lui-même peut disparaître; le protoplasma ressemble à une masse trouble, sans aucune différenciation possible, entourant un noyau plus ou moins mortifié. Quant à ce dernier, son aspect présente le même polymorphisme : contours peu nets ou complètement effacés ; teinte claire presque incolore ou, au contraire, bleu foncé; déplacement du centre vers la périphérie au point d'atteindre le contour extérieur de la cellule dont il semble sur le point d'être expulsé, tout se voit, même sa disparition complète. Marinesco, dans son observation[1], signale une altération des prolongements cellulaires à laquelle il attache une grande importance : « c'est la rupture du prolongement protoplasmique et du cylindraxe. Au début, c'est d'abord une fissure, puis bientôt le prolongement se déta-

[1] Ettlinger et Marinesco, *Semaine médicale*, 1895, page 45, n° 6.

che et perd sa continuité avec le corps cellulaire; parfois aussi le prolongement reste adhérent, en un point, au corps cellulaire et représente ainsi une cassure incomplète ».

On trouve dans l'observation de MM. Courmont et Bonne : « Etat hyalin et apparence vitreuse dans un certain nombre de cellules, coïncidant ou non avec une déformation du corps cellulaire, qui prend dans certains cas l'apparence d'un bloc sans prolongements, au milieu duquel on ne reconnaît que difficilement ce noyau. Des vacuoles, plus ou moins larges, arrondies ou allongées, vides ou contenant des particules colorées, se rencontrent dans un grand nombre de cellules dont le protoplasma a gardé tout autour son aspect ordinaire ou, au contraire, est devenu hyalin. »

A côté de ces cas, pas très nombreux, où l'élément noble est seul touché, il en est beaucoup d'autres où, à ces lésions cellulaires, s'ajoutent celles des vaisseaux sanguins et de la névroglie. Telles sont les observations de Immermann[1], de Chalvet[2], Bayley et Ewing[3], de Remlinger[4] et celles plus récentes de Marie et Marinesco[5], Ettlinger et Marinesco, Hirtz et Lesne (obs. I). Il s'agit surtout de dilatation vasculaire portant non seulement sur les artérioles, mais aussi sur les veines. A la coupe, la lumière du vais-

[1] Immermann, *Archives f. Psychiatrie*, 1885, XVI, page 848.

[2] Chalvet, thèse de Paris, 1871.

[3] Bayley et Ewing, *New-York med. journal*, 1876.

[4] Remlinger, *Médecine moderne*, 1896, page 209.

[5] Marie et Marinesco, Société médicale des hôpitaux, 1895, page 659.

seau apparaît élargie, remplie de globules sanguins. Les parois vasculaires sont considérablement épaissies et le siège d'une infiltration d'éléments jeunes ; leucocytes à un ou plusieurs noyaux. Ces leucocytes peuvent même franchir la paroi du vaisseau, envahir les espaces lymphatiques périvasculaires et diffuser dans les travées intercellulaires. Les plus petits vaisseaux peuvent même présenter des lésions de leur tunique interne qui déterminent un processus thrombosique ; c'est en généralisant ces faits que Klebs a voulu expliquer les lésions de la paralysie ascendante par la thrombose hyaline.

Toutes ces lésions expliquent facilement les petits foyers hémorragiques notés dans certains cas ; les parois altérées des vaisseaux ne peuvent résister à l'augmentation de pression, résultant de la gêne circulatoire et se rompent.

Cette constatation de *deux groupes de faits : 1° Lésions exclusivement cellulaires ; 2° lésions associées des vaisseaux et des éléments nobles*, n'est peut-être pas sans intérêt au point de vue pathogénique ; elle montre que si certaines causes, infection ou intoxication, lèsent indistinctement toutes les parties de la moelle, d'autres agissent d'une façon élective sur la cellule nerveuse. On peut rapprocher de ces derniers cas ceux que rapporte M. Vainot : dix moelles de typhiques examinées montrent des lésions plus ou moins variées des cellules nerveuses et de leurs prolongements avec intégrité parfaite de la névroglie et des vaisseaux.

A côté de ces cas où la substance grise antérieure de la moelle est exclusivement touchée, ou d'une façon tellement prépondérante que les lésions légères qui, sur ses confins diffusent dans les autres départements médullaires, peuvent être considérées comme lésions de voisinage, nous avons à mentionner quelques faits où les faisceaux blancs ont été seuls intéressés. C'est ainsi que Kummel [1] apporte un cas de paralysie ascendante où l'autopsie montre deux foyers hémorragiques, l'un de vieille date dans la moitié gauche du bulbe, l'autre récent situé sur le côté interne de la branche ascendante du pneumogastrique.

Tels sont également les faits de Hoffmann [2] : taches grises disséminées dans les cordons postérieurs et latéraux tuméfaction des cylindraxes des cordons latéraux de la moelle, de Diller et Meyer [3] : dégénérescence des faisceaux pyramidaux, cérébelleux direct et des cordons postérieurs dans toute l'étendue de la moelle, sans lésions des cornes antérieures.

C'est peut-être aux cas de ce genre que pourraient s'appliquer les sévères critiques que Nauwerk et Barth ont faites des cas de paralysie ascendante avec lésions de la moelle, car, d'une part, on ne trouve dans ces autopsies aucune lésion centrale susceptible d'expliquer le tableau clinique du syndrome ; d'autre part, ces observations ne mentionnent aucun des symptômes devant traduire les altérations constatées ; il n'y avait, en effet, dans ces cas aucun trouble sensitif, ce qui paraît contradictoire, étant donné l'état des cordons postérieurs. Si l'on ajoute à celà que l'examen a été incomplet, puisque dans le cas de Diller et Meyer les nerfs périphériques n'ont pas été examinés

[1] Kummel, *Zeitschrift für klin. Medicin*, 1881, II, page 274.
[2] Hoffmann, *Archives f. Psychiatrie*, 1884, XV, page 140.
[3] Diller et Meyer, *The american journal*, page 404.

et qu'à cette époque la méthode de Nissl n'était pas encore connue, on peut conclure qu'il ne faut pas ajouter une grande importance à des faits de ce genre et que des lésions importantes de la substance grise antérieure ont pu passer inaperçues.

3° Cas avec lésions exclusives des nerfs.

L'observation de Pitres et Vaillard est un cas type de syndrome de Landry ayant pour substratum anatomique des lésions d'ordre exclusivement névritique. De tels cas ne sont pas très nombreux. Mais si l'on considère, d'une part, la foule d'observations où nerfs périphériques et centres nerveux sont également lésés, d'autre part l'interprétation qu'on peut donner de la dépendance réciproque de ces deux ordres d'altération, depuis que Lugaro et Marinesco ont décrit ce qu'ils appellent la réaction à distance de la cellule nerveuse ou dégénérescence de Nissl, on voit immédiatement l'importance qu'acquièrent, au point de vue doctrinal les faits de névrite généralisée réalisant le syndrome de Landry.

Quoi qu'il en soit de ce point particulier, ces lésions des nerfs relatées dans les autopsies sont assez variables tant en intensité qu'en diffusion.

Dans le cas d'Eichhorst [1] nous trouverons surtout des altérations d'ordre congestif. L'examen porte sur les nerfs du bras gauche et permet de déceler une dilatation vasculaire marquée, avec çà et là de petits foyers hémorragiques dans les gaines nerveuses. Les fibres nerveuses

[1] Eichhorst, *Wirchow's Archiv*. Bd. LXIX, page 265.

elles-mêmes étaient bien moins en cause : les tubes nerveux altérés étaient en petit nombre, la myéline n'était fragmentée qu'en certains points, et si quelques cylindraxes étaient irréguliers dans leurs contours, dilatés, par places, nulle part on ne trouvait leur rupture ou leur disparition complète, et il n'existait aucune trace de multiplication de noyaux dans l'intérieur des gaines de Schwann.

Le cas de Pitres et de Vaillard [1], au contraire, est un exemple de névrite parenchymateuse intense. On y rencontre :

« 1° Une proportion assez abondante de fibres atrophiées, réduites à la gaine de Schwann, dans laquelle on découvre encore soit des noyaux, soit une substance colorée en brun par l'osmium ;

« 2° Des fibres dont la myéline finement divisée s'accumule en certaines portions pour former des varicosités et des renflements moniliformes ;

« 3° Des tubes dont le cylindre de myéline est fragmenté sur toute la longueur en grosses boules. »

Ces lésions n'étaient pas seulement très intenses, elles étaient aussi extrêmement étendues : les auteurs ont examiné un grand nombre de nerfs tant dans les membres inférieurs (tibial antérieur et tibial postérieur, sciatique, branches cutanées du crural) que dans les membres supérieurs (radial, cubital, médian). Il s'en faut de beaucoup que l'on constate toujours une telle généralisation.

Eisenlohr [2] ne put déceler qu'un nombre restreint de

[1] Pitres et Vaillard, *Archives de physiologie*, 1887, tome IX, p. 149.

[2] Eisenlohr, *Deut. med. Wochenschrift*, 1890, p. 842.

fibres dégénérées, à un degré plus ou moins marqué dans les racines et les rameaux périphériques de l'hypoglosse, dans les nerfs phrénique, radial et crural droits. Les autres troncs nerveux et les racines postérieures étaient intacts.

Dejérine [1] rapporte un cas où les lésions étaient localisées aux racines antérieures. Les tubes nerveux présentaient, à des degrés divers, les caractères de la névrite parenchymateuse, analogues à celle qui se produit dans le bout périphérique d'un nerf sectionné. Le nombre des tubes altérés était inférieur à celui des tubes restés sains.

4° Cas avec lésion des Centres et des nerfs.

Nous n'insistérons pas sur l'étude anatomique de ces cas : les lésions constatées, soit dans les cellules nerveuses soit dans les nerfs, sont identiques à celles que nous avons déjà décrites. Parmi les observations récentes, appartenant à ce groupe, nous pourrions citer celles de Thomas [2] de Hirtz et Lesné, de Krewer [3].

II

C'est sur les renseignements fournis par l'anatomie pathologique que les auteurs ont étayé leurs théories diverses pour expliquer le tableau clinique de la paralysie

[1] Dejerine, thèse de Paris, 1879.

[2] Thomas, *The American Journal*, 1894.

[3] Krewer, *Zeitsschrift für klinische Medicin*, 1897.

ascendante. Aussi, les opinions émises ont-elles varié souvent, se ressentant de l'incertitude et des fluctuations de nos connaissances en neuropathologie.

Paralysie *sine-materia*.

Au début, les notions de physiologie du système nerveux étaient si rudimentaires qu'il ne répugnait pas à l'esprit d'admettre, comme l'a fait Landry, une paralysie *sine materia* et Westphall, en 1876, se rangeait complétement à cette idée en faisant de l'absence de lésions anatomiques un des caractères essentiels de la maladie.

C'est pour expliquer les cas de ce genre que, plus tard, Dixon-Mann invoquait un empoisonnement général, supprimant le fonctionnement de la substance grise de la moelle ; pour appuyer d'une preuve son opinion, il rechercha les ptomaïnes dans le sang de son malade, mais n'obtint qu'un résultat négatif. Depuis lors, le bilan de la question s'est singulièrement modifié : les autopsies ont révélé des lésions si multiples, si variées, que si la théorie de la paralysie essentielle ne peut plus être admise, l'interprétation des faits n'en est pas rendue plus claire pour cela. Il existe encore certains cas, comme celui de MM. Giraudeau et Lévi, où les méthodes nouvelles n'ont pu déceler aucune altération centrale ou périphérique. Mais, avec nos données actuelles sur la physiologie du neurone, en présence d'un tableau clinique comme celui du syndrome de Landry, l'idée d'un trouble du système nerveux s'impose comme une nécessité absolue, quel que soit le résultat de l'examen microscopique. S'agit-il, comme le voulait Hun (1891), d'une altération centrale ou périphérique, d'ordre micro-chimique plutôt qu'anatomique, et entraînant la mort ainsi que le font la morphine ou la strychnine. C'est possible. Nous ferons remarquer toutefois que des lésions centrales d'ordre toxique ont été décrites récemment, au moyen de la méthode de Nissl, par M. Nageotte, d'Ettlinger [1]. Ils ont insisté sur la présence des vacuoles et des fissures qu'offrent les cellules nerveuses. Il est donc probable que nous avons affaire à des altérations histologiques délicates que les méthodes actuelles sont impuissantes à mettre en évidence.

Théorie médullaire.

Lorsque, en 1872, Duchenne eut décrit sa paralysie spinale aiguë et que Gombault eut montré qu'elle relevait d'une lésion des cellules des cornes antérieures, on fut bien vite frappé de la ressemblance que présentait le type clinique de Landry avec la forme ascendante de la maladie de Duchenne. Aussi, s'appuyant sur les symptômes communs aux deux affections, Petitfils n'hésitait pas à conclure dans sa thèse [2] que « la paralysie ascendante n'était qu'une espèce de paralysie par atrophie des cellules antérieures de la moelle et qu'elle tenait le milieu entre la paralysie spinale aiguë et l'atrophie musculaire progressive ». La même opinion fut soutenue plus tard, sous une forme un peu différente par Schultze et Immermann.

Formulée d'une façon aussi absolue, cette théorie est passible d'objections, tant au point de vue clinique qu'anatomique :

[1] Nageotte et Ettlinger, *Revue de neurologie*, 1889.

[2] Petitfils, thèse de Paris, 1873.

Sur le terrain clinique, l'idendité symptomatique des deux affections ne saurait s'appliquer aux cas de paralysie ascendante où il existe des troubles de la sensibilité et des sphincters ; de même, il est impossible de faire entrer dans ce cadre les faits où les lésions des nerfs sont les seules que l'examen microscopique ait montrées, et elles acquièrent parfois (Pitres et Vaillard) une intensité telle qu'on ne pouvait les considérer comme secondaires. La théorie médullaire n'en renferme pas moins une large part de vérité : le syndrome de Landry peut être réalisé dans une de ses modalités cliniques par des lésions exclusivement centrales, intéressant surtout la substance grise de la moelle : les observations d'Immermann, de Schultze, celles plus récentes de Hirtz et Lesné, de MM. Courmont et Bonne, etc., en témoignent hautement.

Théorie névritique.

Eichhorst fut le premier qui rattacha la paralysie ascendante à une névrite. A propos d'un cas où les troubles moteurs, d'abord localisés dans le domaine du nerf péronier gauche, gagnèrent en dix jours les extrémités des quatre membres et s'accompagnèrent de douleurs vives et de troubles marqués dans la sensibilité objective dans les régions paralysées, il émet l'opinion que le type clinique décrit par Landry peut être réalisé par une névrite ascendante. M. Dejérine critiqua vivement cette conclusion : il reproche surtout à l'observation d'Eichhorst l'insuffisance de l'examen anatomique ; car non seulement on ne s'occupa ni des racines rachidiennes, ni des muscles, mais les lésions constatées sur les nerfs ne répondent pas exactement à celles qu'on a coutume de regarder comme caractérisant la névrite. Malgré cela, la théorie névritique fit fortune et gagna chaque jour du terrain. Aussi, en 1887, Mme Dejérine-Klumpke[1] écrivait « que la paralysie ascendante n'était, dans la grande majorité des cas, qu'une modalité clinique de la polynévrite ». A l'appui de sa thèse, elle invoquait l'origine infectieuse et multiple de ces deux affections, la présence fréquente de troubles sensitifs et de modifications dans la contractilité électrique dans le syndrome de Landry et aussi la constatation, dans de nombreuses autopsies, de lésions névritiques.

Mais la formule la plus radicale est celle qu'ont émise Nauwerk et Barth[2] : faisant le procès en cas de paralysie ascendante avec lésions des centres nerveux, ils leur dénient toute valeur et arrivent aux conclusions suivantes :

« Jusqu'ici, on n'a pas fourni la preuve certaine qu'une affection des centres de la moelle et du bulbe puisse donner naissance au tableau clinique d'une paralysie ascendante typique.

« Si l'on étend le cadre de la paralysie de Landry, si l'on y fait figurer des troubles de la sensibilité plus considérables, des troubles des sphincters et surtout une diminution ou l'abolition de la contractilité électro-musculaire, éventuellement la réaction de dégénérescence, on se trouve en présence d'un certain nombre d'observations positives de nature à faire admettre une affection du système nerveux périphérique.

[1] Mme Dejérine-Klumpke, thèse de Paris, 1889.

[2] Nauwerk et Barth, Zur path. anatomie der Landry'schen Lämhung, a. (*Zieglers Beiträge zur path. Anat.*, 1889, Bd. V).

« Il n'est pas démontré d'une façon certaine que la paralysie ascendante, considérée dans le sens le plus large, puisse être produite par une affection des centres nerveux. »

Sans doute, il est des cas où le syndrome de Landry paraît relever d'une névrite. L'observation de Pitres et Vaillard, entre autres, nous paraît en être un exemple. On y trouve des lésions des nerfs très avancées et s'écartant par plus d'un caractère des modifications anatomiques produites par la dégénérescence Wallérienne ; si l'on ajoute à cela l'intégrité des centres nerveux, probable bien que non constatée au Nissl, on peut bien conclure avec les auteurs à l'existence d'une lésion initiale, essentielle, atteignant primitivement et directement la fibre nerveuse qu'elle désorganise. Mais, de là à généraliser à tous les cas, il y a loin.

Nauwerk et Barth prétendent que les lésions centrales jusqu'à eux décrites sont si variables, si hétérogènes, qu'elles ne sauraient s'accorder avec les données de la clinique. Le même reproche peut être fait au cas où les nerfs étaient intéressés. Il suffit de lire une des observations de Eisenlohr pour reconnaître que la légère dégénérescence trouvée dans quelques nerfs ne peut expliquer la mort foudroyante par asphyxie survenue le treizième jour. Il en est de même d'un des malades des auteurs eux-mêmes, où les troubles bulbaires qui amenèrent la terminaison fatale ne purent être mis sur le compte de lésions névritiques, puisque l'autopsie montra l'intégrité du pneumogastrique et du phrénique. Ces auteurs, semble-t-il, n'ont pas tenu suffisamment compte d'un autre facteur : si les altérations des nerfs peuvent être facilement mises en évidence, il ne saurait en être de même de celles des centres nécessitant une technique plus délicate. Aussi, beaucoup ont dû passer inaperçues. Les résultats anatomiques consignés dans les observations récentes montrent que la moelle et le bulbe sont touchés d'une façon à peu près constante, et beaucoup moins hétérogène que ne le supposaient Nauwerk et Barth. Déjà ils auraient pu voir dans le cas d'Immermann une paralysie ascendante typique réalisée par une affection des centres nerveux. L'observation de MM. Courmont et Bonne, par la précision de l'examen anatomique et la concordance des lésions uniquement médullaires, avec les symptômes cliniques, apporte la preuve éclatante qu'ils réclamaient.

La théorie de la névrite a été récemment reprise par Krewer[1].

Dans trois cas de paralysie ascendante terminés par la mort, il a constaté des lésions de névrite assez généralisée et des altérations médullaires diffuses, relevant d'un processus beaucoup plus aigu. Il conclut que la polynévrite chronique est une condition *sine qua non* de la production du syndrome de Landry, le processus pathologique gagnant la moelle sous l'influence d'un nouveau facteur, presque toujours d'une maladie infectieuse. C'est, nous semble-t-il, une réédition de la névrite ascendante. Voici, du reste, ses conclusions :

« 1° La paralysie ascendante n'est autre chose que les deuxième et troisième stades d'une polynévrite chronique, propagée à la moelle par continuité. Dans la moelle, elle se généralise rapidement, de bas en haut, parfois aussi

[1] Krewer, *Zeitschrift für klinische Medicin*, 1897.

de haut en bas, et tue par lésions des noyaux bulbaires;

« 2° Pour que cette polynévrite préexistante détermine la maladie de Landry, il faut l'intervention d'un nouveau facteur : une maladie infectieuse ;

« 3° Dans la maladie de Landry, le caractère clinique important est la marche progressive et non le sens de cette progression.

« 4° Au point de vue anatomo pathologique, la maladie de Landry est une polynévrite subaiguë ou chronique et une myélite dégénérative aiguë et diffuse. »

Les cas rapportés par Krewer sont complexes. On y trouve des lésions multiples, disséminées dans presque tous les organes de l'économie, et le tableau clinique ne répond pas toujours aux altérations anatomiques. C'est ainsi qu'on relève des lésions de pneumonie ne s'étant traduites par aucun signe pendant la vie ; de râles crépitants, de souffles, d'expectoration, on ne trouve pas de traces Ce sont là des observations qui n'ont peut-être pas toute la netteté désirable pour une démonstration.

Krewer admet que la polynévrite chronique préexiste toujours à la maladie de Landry : les lésions des nerfs sont très fréquentes, plus fréquentes même qu'on ne l'avait soupçonné dans le cours des maladies infectieuses (tuberculose) et desintoxications; elles ne peuvent se traduire par aucun symptôme bien appréciable ou par des troubles nerveux sans caractères précis, telles que faiblesse des membres inférieurs, crampes, paresthésies et légères douleurs, que beaucoup de médecins mettent sur le compte de l'hystérie ou de la neurasthénie. Cette hypothèse est passible d'objections, tant au point de vue clinique qu'anatomique. La névrite est sans doute très fréquente, mais quand elle ne se révèle par aucun signe, on peut tout au moins fortement douter de son existence. Quant aux troubles nerveux, auxquels Krewer fait allusion, il est probable que les médecins qui se sont prononcés dans le sens de la névrose, ont été guidés dans leur diagnostic par les autres renseignements fournis par l'examen direct et les antécédents de leurs malades. De plus, l'examen microscopique des nerfs fait par des hommes compétents a montré souvent l'intégrité absolue du système nerveux périphérique. Aussi, Krewer semble-t-il sacrifier les faits aux caprices de l'hypothèse, quand il généralise les constatations qu'il a faites dans trois cas particuliers.

Théorie éclectique de M. Raymond.

Nous venons de voir que les théories précédentes ne sauraient s'appliquer à tous les cas, mais qu'elles se complètent l'une l'autre.

C'est à cette opinion éclectique que se range M. le professeur Raymond, dans ses cliniques[1]. Une paralysie à marche progressive, avec troubles sensitifs nuls ou d'importance secondaire, telle que la réalise le syndrome de Landry, ne saurait, dans l'état actuel de nos connaissances, s'appliquer que par une lésion du protoneurone moteur, si le neurone central est reconnu intact. Quant aux rapports de cette affection avec la poliomyélite antérieure et la polynévrite motrice, ils sont très intimes, d'après M. Raymond, qui développe à ce sujet une théorie très ingénieuse.

[1] Raymond, *Leçons cliniques sur les maladies du système nerveux*, 1896-1897.

Dans les trois cas, l'étiologie est commune : c'est l'infection et l'intoxication sous toutes leurs formes.

Si l'on prend les cas types, on trouvera des différences cliniques appréciables entre ces trois syndromes ; mais ils sont reliés entre eux par une série de faits qui rendent toute ligne de démarcation arbitraire ou impossible.

L'élément anatomique en cause est le même : c'est le proto-neurone moteur, unité fonctionnelle, tant au point de vue physiologique que pathologique.

Si une cause morbide agit sur le neurone, toutes ses parties seront touchées, mais le résultat pathologique définitif sera différent, suivant la nature, la dose et le mode d'action de l'agent. La cellule pourra être frappée de telle sorte que ses lésions graves et irréparables acquerront une importance prépondérante vis-à-vis de celles que présentent ses prolongements : il s'agira de poliomyélite. Les lésions cellulaires pourront être d'une intensité bien moindre, pourront guérir complètement, tandis que le cylindraxe présentera des altérations nettes et durables : on parlera alors de polynévrite. Les lésions, soit de poliomyélite, soit de polynévrite, pourront se répartir de telle sorte que les symptômes revêtent dans leur marche une forme régulièrement ascendante, une évolution plus rapide et le plus souvent fatale : c'est à ces formes cliniques qu'on donnera le nom de paralysie ascendante.

Cette conception des rapports entre la poliomyélite et la polynévrite motrice n'est pas admise par tous les auteurs. C'est ainsi que, pour Marinesco, dans la névrite, le cylindraxe est frappé primitivement et exclusivement dans une première phase ; ce n'est que plus tard que son état de souffrance retentit sur la cellule et y détermine des altérations de forme particulière. M. Gerest, dans sa thèse[1], admet que le processus névritique débute, non par le cylindraxe, mais par l'élément cellulaire qui l'entoure, entre deux étranglements annulaires, c'est-à-dire par la masse protoplasmique et son noyau contenus dans la gaine de Schwann.

Ces discussions théoriques touchent au procès encore pendant des rapports réciproques des névrites et des myélites et de la prééminence, soit des lésions de la cellule, soit de celles du cylindraxe. Nous n'avons pas à prendre part au débat ; mais nous remarquerons que la théorie du professeur Raymond est celle qui rend le mieux compte des faits et les synthétise au point de vue de la pathologie générale.

III

Quelle que soit la théorie que l'on admette sur ce point de la question qui nous occupe, il nous semble que, de l'analyse des différentes lésions trouvées à l'autopsie des cas de paralysies ascendantes, on peut dégager la conclusion suivante, qui est celle que M. Raymond a déjà consacrée de sa haute autorité.

Le syndrome de Landry a pour substratum anatomique essentiel la lésion du protoneurone moteur. L'agent pathogène, intoxication ou infection dans la grande majorité des cas, peut frapper l'élément dans sa totalité, mais telle ou telle partie du neurone peut être exclusivement ou particulièrement lésée et, dans cette localisation élective, la

[1] Gerest, thèse de Lyon, 1898.

nature de la cause joue probablement un rôle très important.

Tantôt c'est la cellule nerveuse qui est frappée exclusivement ou d'une façon prépondérante. Le processus pathologique s'élève rapidement des centres médullaires aux noyaux moteurs du bulbe et cette étendue des lésions à tout l'axe bulbo-spinal, bien plus que leur intensité, amène une terminaison fatale avant que les autres parties du neurone aient eu le temps de se ressentir des altérations du centre trophique ou d'être elles-mêmes directement lésées. Dans ce groupe de faits entrent les cas d'Immerman, Chalvet, Bayley et Ewing, Ettlinger et Marinesco et enfin celui de MM. Courmont et Bonne. Ce dernier, par la localisation exclusive des lésions au niveau des cellules des cornes antérieures de la moelle et des noyaux bulbaires, avec intégrité absolue des vaisseaux sanguins et du tissu névroglique, constitue, au point de vue anatomique, un type vraiment schématique, de ce qu'on pourrait appeler : *Syndrome de Landry par lésion exclusive des cornes antérieures*, ou encore : *Myélite antérieure ascendante aiguë à force motrice pure*, avec lésions exclusivement limitées aux cellules des neurones moteurs périphériques.

Tantôt c'est sur le cylindraxe que se portent surtout les effets de l'agent pathogène et y réalisent les lésions de névrite parenchymateuse dégénérative. Que le neurone entier soit touché, avec persistance des lésions névritiques et guérison des altérations cellulaires (Raymond), que ce soit sur le cylindraxe (Marinesco) ou son enveloppe (Gerest) que débute le processus pathologique, peu importe ; c'est là une question de théories que l'avenir jugera. Ici encore, l'envahissement rapide des nerfs présidant aux fonctions respiratoires et aux mouvements du cœur déterminent la mort et ne donnent pas aux lésions périphériques le temps de retentir sur la cellule d'origne. Ainsi s'explique l'intégrité plus ou moins certaine des cornes antérieures et des noyaux bulbaires.

Les observations de Pitres et Vaillard, de Dejérine, etc., constituent ce deuxième groupe : *Syndrome de Landry par lésions surtout névritiques.*

Enfin, dans une troisième catégorie de faits, de beaucoup les plus nombreux, l'action nocive se fait sentir sur tout le neurone : cellules et cylindraxes présentent des altérations dans leur structure anatomique.

CHAPITRE III

DIAGNOSTIC

1° Diagnostic du syndrome.

Par sa marche progressive et régulièrement ascendante, par l'apparition précoce des phénomènes bulbaires, par son évolution rapide, la paralysie ascendante aiguë revêt une allure clinique tellement caractéristique que le plus souvent son diagnostic s'impose.

On ne saurait la confondre avec la *polymyosite aiguë*. Si, dans cette dernière affection, une certaine impotence fonctionnelle, simulant la parésie, peut frapper les muscles atteints, elle n'acquiert jamais les caractères de la paralysie vraie. Du reste, la violence des douleurs au niveau des masses musculaires, leur tuméfaction et les manifestations (œdèmes, exanthèmes) qui se produisent à leur niveau, du côté des téguments, suffiraient à faire éviter cette erreur.

La *myélite aiguë généralisée* débute par une rachialgie violente avec irradiations dans les membres, bientôt suivie de paralysie musculaire plus ou moins étendue, avec abolition des réflexes. Mais ici encore, l'intensité des troubles des réservoirs, l'exagération à peu près constante des réflexes cutanés, l'apparition de l'escarre sacrée et d'autres troubles trophiques permettent de faire le diagnostic.

Les analogies sont plus grandes avec la *poliomyélite*

aiguë antérieure. Même paralysie flasque, même abolition des réflexes, même absence plus ou moins complète des troubles sensitifs.

Mais dans la poliomyélite antérieure, la paralysie atteint d'emblée son apogée ; elle frappe d'un coup deux ou quatre membres et ne peut que *rétrocéder dans la suite*. L'intégrité des noyaux bulbaires, l'absence de troubles des sphincters, l'atrophie musculaire atteignant inévitablement les groupes musculaires qui, vers le sixième ou septième jour, ont présenté la réaction de dégénérescence, sont autant de signes en faveur de la maladie de Duchenne.

Quant à la *polynévrite type*, il est rare qu'elle affecte une étendue aussi grande ; sa marche est plus irrégulière et plus fantaisiste ; elle s'accompagne d'améliorations et d'aggravations successives et de troubles sensitifs en général assez marqués.

2° Diagnostic des formes.

Nous avons vu, à propos de l'anatomie pathologique, que les lésions pouvaient prédominer, soit sur la cellule, soit sur le cylindraxe. Est-il possible, au lit du malade, de faire le diagnostic topographique de ces altérations anatomiques. La question en vaut la peine, car sa solution donnera la clef du pronostic.

L'intensité et le mode d'évolution des troubles moteurs paraissent être les mêmes dans les deux formes; cependant, dans les formes franchement ascendantes, la précocité des phénomènes bulbo-protubérantiels : accès de dyspnée apparaissant dès le début des phénomènes moteurs, paralysies intéressant la face et les nerfs moteurs de l'œil, semble indiquer des lésions plus diffuses et plutôt périphériques que centrales.

L'état des réactions électriques dans les lésions cellulaires et névritiques vient de faire le sujet d'une étude comparative de M. Rosenberg [1]. L'auteur conclut que, dans le premier cas, il existe un rapport exact et constant entre le degré de la paralysie et les modifications des réactions électriques ; dans la névrite, au contraire, les troubles moteurs et électriques ne seraient nullement proportionnels. L'insuffisance de précision de l'observation dans la paralysie ascendante de l'état électrique des nerfs ou des muscles rend, jusqu'aujourd'hui, l'application de ces données impossible.

L'état de la sensibilité fournit une plus large base d'appréciation. Les lésions médullaires peuvent bien s'accompagner de rachialgie avec irradiations diffuses dans les membres, de picotements ou de fourmillements ; mais, en général, ces troubles n'acquièrent qu'une importance secondaire. Dans la névrite, au contraire, ils sont bien plus accentués et revêtent parfois un caractère spécial sur lequel M. le professeur Raymond a attiré l'attention. Il s'agit de la douleur que réveille, soit la pression sur le trajet des troncs nerveux, soit leur élongation par un mouvement passif imprimé au membre.

En résumé, la forme médullaire se caractérise par une paralysie à peu près exclusivement motrice, une évolution plus rapide, un pronostic plus sévère.

Dans la forme névritique, les troubles moteurs s'accompagnent de modifications de la sensibilité objective, de

[1] Rosenberg, thèse inaugurale, 1890, Heidelberg.

douleurs à la pression des masses musculaires, et, sur le trajet des nerfs, sa marche est moins régulière, sa diffusion plus étendue, son évolution plus lente et son pronostic plus favorable.

L'effort des pathologistes doit donc porter surtout sur le point suivant : s'efforcer de distinguer entre eux les types extrêmes (médullaire et névritique) du syndrome de Landry.

C'est ce point que nous avons surtout cherché à développer dans cette thèse. Les types de transition et de confusion ne manqueront pas sans doute, mais nous avons tenté de montrer que sur le terrain, soit de l'anatomie pathologique, soit surtout de la clinique, il fallait tâcher de différencier ces types extrêmes pour aboutir, au lit du malade, à un diagnostic et, partant, à un pronostic plus exact.

CHAPITRE IV

ÉTIOLOGIE ET PATHOGÉNIE

D'après les statistiques, le sexe masculin serait beaucoup plus sujet que le féminin à la paralysie ascendante ; cette différence proviendrait, d'après Bodin, de ce que l'homme est beaucoup plus exposé que la femme à la syphilis et aux intoxications professionnelles ou accidentelles. L'âge ne paraît pas avoir une grande importance. Il n'en est pas de même des antécédents nerveux héréditaires ou personnels : le surmenage intellectuel, la masturbation, l'hystérie et les accès de somnambulisme naturel, la sciatique se trouvent fréquemment consignés dans les observations.

La paralysie ascendante survient dans les circonstances les plus diverses. Parfois les accidents débutent dans le cours ou le déclin d'une maladie infectieuse, et c'est là une des modalités les plus fréquentes ; la fièvre typhoïde, la grippe, la rougeole, la variole, la coqueluche, les fièvres intermittentes peuvent présenter cette redoutable complication. Elle revêt alors une allure foudroyante dans son attaque, une rapidité plus grande dans son évolution et un pronostic presque toujours fatal.

Souvent la maladie apparaît à la suite d'un état infectieux mal défini, se traduisant par un malaise général, de l'anorexie, de la courbature, une fièvre plus ou moins accentuée et s'accompagnant d'insomnie. La prédominance des troubles intéressant l'appareil digestif, tels que vomissements, diarrhée profuse, peut faire penser à un embarras gastrique, mais il est quelquefois bien difficile de porter un diagnostic jusqu'à l'apparition des troubles nerveux, et l'on peut alors se demander s'il ne s'agit pas là de troubles généraux analogues à ceux qui précèdent la paralysie infantile.

La paralysie ascendante peut également frapper un sujet en pleine santé : à la lueur des doctrines nouvelles, on a parfois reconnu la porte d'entrée de l'infection dans des suites de couches, la suppuration de vésicatoires, le catéthérisme d'un urètre rétréci ou une fausse route; mais il est des cas où l'on n'a pu relever rien autre que l'action problématique d'un coup de froid ou du surmenage.

Les travaux parus dans la période contemporaine sur la paralysie ascendante ont eu surtout pour but d'élucider la *pathogénie* de cette affection. A l'heure actuelle, il ne saurait être douteux pour personne qu'elle provient d'une intoxication ou d'une infection dans la grande majorité des cas,

Le rôle de l'*intoxication exogène* doit être relativement restreint ; elle n'est guère directement mentionnée que dans deux observations : celle où Leudet incrimine l'oxyde de carbone et celle où Jolly accuse l'alcool. L'importance des *ixtoxications endogènes* est bien plus grande. Nous savons aujourd'hui que les microbes sécrètent des toxines qui, charriées par le sang, se répandent dans tout l'organisme. C'est probablement à l'action de ces poisons microbiens que sont dus les accidents de la paralysie ascendante dans les cas où les examens bactériologiques ont été négatifs. Les faits de paralysies ascendantes développées au cours du traitement antirabique sont susceptibles d'une interprétation identique.

L'infection joue le rôle prépondérant : son action ressort de l'étiologie, des examens bactériologiques et de l'expérimentation. L'étiologie nous a montré que le syndrome de Landry survenait, le plus souvent, à titre de complication dans le déclin d'une maladie infectieuse, à microbe connu ou inconnu ; ailleurs son début s'accompagne de manifestations générales (fièvre, courbature, tuméfaction de la rate) regardéee comme traduisant un état infectieux.

L'examen bactériologique a été assez souvent négatif : c'est ainsi qu'Albu [1], Mills et Spiller ont vainement cherché la présence de microbes, soit dans les coupes, soit par des cultures.

C'est à ces cas que nous faisions allusion plus haut à propos d'intoxication endogène.

Mais dans d'autres cas, on a pu déceler des microbes. Baumgarten, Marie et Marinseco ont trouvé des microbes ressemblant à la bactéridie charbonneuse et que quelques auteurs rapprochent du bacille anaérobie, trouvé par Achalme dans le sang des rhumatisants. Centani a vu de nombreux microbes disposés en demi-lunes autour des fibres, des nerfs périphériques. C'est encore un bacille mal déterminé, voisin du proteus, mais s'en distinguant par certains caractères, que MM. Chantemesse et Ramond ont trouvé dans les organes et le liquide céphalo-rachi-

[1] Albu, *Zeitsch. klin. Medicin*, 1883.

dien des quarante victimes d'une épidémie de paralysie ascendante survenue dans un asile d'aliénés. L'inoculation de ce microbe à un lapin produisit le syndrome de Landry. Dans d'autres cas, il s'agit de microbes connus. Le bacille d'Eberth a été vu par Curshmann dans la substance blanche de la moelle; le staphylocoque doré a été trouvé deux fois par Eisenlohr. Ettlinger et Marinesco ont trouvé le streptocoque et Remlinger l'a obtenu en culture.

Dans leur cas, MM. Roger et Josué ne trouvèrent pas de microbes dans les coupes de la moelle, mais le sang du cœur donna des cultures d'un microbe analogue au pneumocoque, de virulence atténuée et qu'ils considèrent comme voisin du méningocoque de Weichselbaum. Piccinino a également constaté la présence d'un microbe analogue dans un cas de maladie de Landry à forme ascendante.

L'expérimentation a permis de réaliser chez le lapin le syndrome de Landry, soit par des injections de microbes, soit par des injections de toxines.

Le syndrome de Landry a été réalisé au moyen des injections d'un microbe voisin du proteus, par Chantemesse et Ramond. Un résultat analogue a été obtenu par Remlinger avec le streptocoque associé à un petit coccus prenant bien les couleurs d'aniline et provenant d'abcès multiples d'un homme atteint de septicémie.

M. Vincent a injecté du bacille d'Eberth avec un bacille indéterminé et a réalisé une paralysie ascendante évoluant en deux semaines avec lésions de poliomyélite et de névrite périphérique.

Les mêmes résultats ont été obtenus par M. Claude avec une injection de toxine tétanique à un chien.

Tous ces faits expérimentaux apportent une preuve de plus en faveur de la nature infectieuse de la paralysie ascendante.

Il est un point cependant que la notion étiologique d'intoxication ou d'infection n'explique que très imparfaitement : c'est la marche de ces paralysies, marche régulière et progressive de bas en haut, atteignant successivement et infailliblement tous les centres moteurs échelonnés le long de la colonne médullaire puis bulbaire.

Une hypothèse suggérée à M. Courmont par certains faits récents, pourrait peut-être donner la clef de cette progression ascendante. Dans un certain nombre de cas, le liquide des méninges rachidiennes a paru spécialement infecté. Tels les cas nombreux, signalés plus haut, de Chantemesse et Ramond. Dans le cas de Courmont et Bonne, le microbe causal ne fut trouvé à l'état de pureté que dans le liquide des méninges rachidiennes; dans ce cas, il a été noté une augmentation notable de la quantité de ce liquide; qui s'échappa en jet lorsqu'on incisa la dure-mère rachidienne et, fait curieux, ce liquide était encore sous pression dans la cavité médullaire, alors que le cerveau était enlevé.

Il semble, d'après ces faits, que l'on puisse, dans certains cas tout au moins, faire jouer un rôle dans la progression des phénomènes paralytiques de bas en haut à l'infection et peut-être à la tension du liquide des méninges rachidiennes. On peut concevoir que cette infection, débutant par une cause quelconque à la partie inférieure de la colonne lombaire, remonte progressivement de bas en haut par la voie ouverte du canal vertébral ; qu'une infection méningée atténuée atteigne ainsi successivement les différents étages de la colonne antérieure motrice la plus superficielle et la plus sensible parmi les centres médullaires, et enfin que la compression exercée par la tension du liquide des méninges rachidiennes puisse favoriser cet envahissement des cornes antérieures.

Il est certain qu'une telle hypothèse est passible d'objections, dont la première est celle du petit nombre des faits dans lesquels on a noté soit une altération, soit une infection des méninges rachidiennes. On peut répondre que dans la très grande majorité des cas on n'a pas relaté la quantité ni l'état du liquide céphalo-rachidien et qu'on l'a rarement ensemencé.

Depuis que, grâce à la ponction de Quincke, l'attention a été attirée du côté de l'examen du liquide des méninges rachidiennes, des faits bien curieux ont été notés. Tout récemment Schultze[1], ayant fait la ponction lombaire dans un cas de paralysie infantile, trouva du pneumocoque dans le liquide céphalo-rachidien. Pourquoi n'admettrait-on pas que, dans ce cas, l'agent pathogène, le pneumocoque, a envahi les cornes antérieures de la moelle par la voie du canal rachidien en infectant d'abord les méninges ?

On pourrait ainsi concevoir que par l'intermédiaire du liquide des méninges rachidiennes, tantôt l'infection se généralise d'emblée en même temps à la plus grande partie de la colonne motrice, tantôt l'envahit progressivement de bas en haut, donnant dans le premier cas une poliomyélite antérieure généralisée et, dans le second, une paralysie ascendante. Une telle hypothèse ne pourrait sans doute s'appliquer qu'aux cas de paralysie ascendante par

[1] Schultze, *Münich. med. Woch.* 1898, n° 38.

myélite. Mais si l'on considère que, dans un grand nombre des cas où l'examen bactériologique a été fait, le microbe trouvé (pneumocoque, diplocoque, à rapprocher du méningocoque de Weichselbaum) est un de ceux que l'on incrimine dans la paralysie infantile (Schultze) ou dans la méningite cérébro-spinale, une telle conception aurait, en outre, l'avantage de rapprocher au point de vue pathogénique les différentes affections des méninges rachidiennes et de la colonne motrice antérieure.

CHAPITRE VI

TRAITEMENT

La thérapeutique est bien souvent impuissante en face du syndrome de Landry.

La nature infectieuse étant nettement démontrée, le traitement général, commun à toutes les infections, s'impose : soutenir les forces du malade pour lui permettre de lutter contre l'agent pathogène, favoriser l'élimination des toxines par des boissons abondantes, lait, diurétiques et purgatifs légers.

Dans les formes médullaires, on peut agir contre l'élément congestif, ce qui aurait valu un brillant succès à Sorgenfrey : on pourra recourir à l'emploi d'ergotine, de ventouses scarifiées le long de la colonne vertébrale, et, au besoin, pratiquer une saignée, suivie d'injection de sérum artificiel.

Dans les cas rares, où la paralysie ascendante laisse après elle des troubles trophiques, le traitement électrique pourra amener des améliorations notables.

OBSERVATIONS

OBSERVATION I

(Hirtz et Lesner, *Presse médicale*, 12 juin 1897).

La nommée J... (Louise), âgée de vingt-deux ans, couturière, entre le 10 juillet 1896 à l'hôpital Tenon, salle Bouillaud, lit n° 10.

La malade a encore son père et sa mère qui sont bien portants, et n'ont jamais eu aucune affection nerveuse. En dehors de la rougeole et de la coqueluche, rien à signaler dans ses antécédents. Ni alcoolisme, ni syphilis, ni maladie infectieuses; jamais d'attaques de nerfs. Mariée depuis trois ans ; son mari que nous avons interrogé avec soin, paraît fortement constitué et n'a jamais été malade.

Deux enfants sont nés de ce mariage et jouissent d'un état de santé parfait. Depuis trois mois, notre malade n'a pas eu ses règles ; elle présente tous les signes probables d'une grossesse.

Sans autre antécédent qu'un excès de travail, le 1er juillet, et au milieu d'une santé excellente, elle est prise *subitement*, le 2 juillet au matin, d'une vive douleur lombaire avec irradiations dans les cuisses et les jambes, bientôt suivie de *parésie des membres inférieurs*, l'obligeant à s'aliter. Dans la journée elle a quelques nausées et de *l'incontinence d'urine ;* la paralysie s'accentue.

3 juillet. — *Parésie, puis paralysie du bras droit*, et le soir, difficulté de mouvoir le bras gauche.

Les jours suivants, les douleurs continuent. Les troubles de motilité de l'incontinence d'urine persistent. La malade nous dit avoir eu un peu de fièvre le soir et de la diarrhée.

Le 11 juillet, lendemain de son entrée à l'hôpital, nous constatons une paralysie complète des deux membres inférieurs et du membre supérieur droit, et une paralysie incomplète du membre supérieur gauche. De ce côté, en effet, les mouvements de flexion de la main et des doigts s'exécutent avec peine, et les muscles du bras et de l'épaule sont aussi impuissants qu'à droite.

Cette *paralysie est flasque* et les réflexes tendineux sont absolument abolis.

Les *mouvements du tronc sont impossibles*, la malade ne peut s'assoir ; les muscles du cou sont intacts et tous les mouvements de la tête se font aisément.

Il y a un certain degré de météorisme abdominal ; l'incontinence d'urine continue et la malade se plaint de constipation depuis deux jours.

La réaction des muscles des membres au courant faradique est un peu diminuée, mais *pas de réaction de dégénérescence*, que nous avons du reste cherchée plusieurs fois dans le cours de la maladie, et que nous n'avons jamais obtenue.

Les mouvements respiratoires se font normalement, sans gêne ; les muscles de la face, de la langue, du voile du palais, du pharynx, du larynx, des yeux ne présentent aucune trace de parésie, et ne furent atteints à aucun moment.

Les membres inférieurs sont le siège de douleurs fulgurantes qu'augmentent les mouvements passifs. Les masses musculaires des mollets et des cuisses sont douloureuses à la pression. Des douleurs très vives existent aussi dans la région lombaire et sont exagérées par la pression des apophyses épineuses, et par la station assise.

Les cuisses et les jambes présentent une hyperesthésie cutanée très marquée, à tel point que le poids des couvertures est insupportable. A part cela, la sensibilité est normale partout et dans tous ses modes.

Il y a un certain degré de refroidissement des extrémités.

Pas de troubles cérébraux, à part une forte crainte de la mort, qui va s'exagérant de jour en jour.

Rien à noter du côté des organes des sens. Les appareils circulatoire et respiratoire sont normaux.

La langue est saburrale et la malade présente de l'inappétence; à part la constipation, rien à signaler pour l'appareil digestif.

Les urines ne contiennent ni sucre ni albumine.

Pas de température.

On institue le traitement suivant: iodure de potassium, 6 grammes par jour, deux frictions mercurielles dans les vingt-quatre heures, pointes de feu le long de la colonne vertébrale.

En juillet, les phénomènes paralytiques persistent, aucune amélioration. La malade maigrit; les jambes, les cuisses et le bras droit présentent une atrophie très marquée; les pieds se déforment en équin; impossibilité d'en relever la pointe.

On supprime le traitement spécifique, et contre les douleurs toujours aussi intenses on essaie toute la série des analgésiques sans grand résultat.

En août, une escarre sacrée se forme peu à peu.

Intervalles d'incontinence et de rétention d'urine, de constipation et de diarrhée.

En septembre, apparaissent les signes de certitude de la grossesse; l'utérus atteint l'ombilic, mouvements fœtaux actifs et passifs, foyer d'auscultation, col ramolli.

L'escarre sacrée met à nu une grande partie de l'os, et est le siège de très vives douleurs qui sont à peine calmées par la morphine en injections.

Les troubles moteurs sont toujours les mêmes, cependant l'avant-bras gauche peut exécuter des mouvements incomplets de pronation et de supination,

Diarrhée intense.

En octobre, la malade maigrit, s'affaiblit de plus en plus.

8 octobre. — A la suite de douleurs au bas-ventre, expulsion d'un

fœtus contenu dans les membranes qui ne sont pas rompues. Le fœtus fait quelques mouvements qui cessent après deux ou trois minutes. Le placenta paraît normal ainsi que les organes fœtaux; un ensemencement sur bouillon et gélose du sang retiré du cœur ne donne aucun résultat.

Cet accouchement prématuré n'est suivi d'aucun accident.

19 octobre. — La malade tousse et se plaint d'un point de côté à gauche. La température s'élève à 39 degrés le soir. Râles fins, sous-crépitants à la base gauche.

20 octobre.— L'état général s'aggrave. Température : le matin, 38°8, le soir, 39,2.

Les urines contiennent de l'albumine en assez forte proportion.

A l'auscultation, on trouve un souffle tubaire à la base gauche et des râles sous-crépitants fins disséminés dans les deux poumons.

21-22 octobre.—La dyspnée est de plus en plus intense, la face est cyanosée.

Mort le 23 octobre, avec des phénomènes de bronchopneumonie bilatérale.

Une ponction intrarachidienne lombaire est faite avec la seringue de Pravaz, deux heures après la mort; le liquide retiré est clair, et l'ensemencement fait sur bouillon et agar ne donne aucun résultat. L'examen direct de ce liquide n'y a, du reste, décelé la présence d'aucun microbe.

Autopsie. — L'autopsie a été faite vingt-quatre heures après la mort.

Cœur légèrement hypertrophié.

Péricarde contenant un peu de liquide citrin.

Poumons présentant de chaque côté, mais avec plus d'intensité à gauche, des lésions de broncho-pneumonie. Tout le lobe inférieur est hépatisé. Des deux côtés, congestion par place, emphysème des sommets et, à la coupe, on rencontre, dans la partie moyenne à droite, et à la base à gauche, plusieurs noyaux gros comme des noix, laissant échapper du pus à la pression. La plèvre gauche est épaissie, surtout à la base, où elle a contracté des adhérences intimes avec la paroi et le diaphragme.

Le tube digestif est normal.

Le foie est gros, pâle, et pèse 2 kg. 500 ; il est mou à la coupe, et sa surface de section est grasse au toucher.

La rate est grosse et diffluente, très rouge.

Les reins ont leur poids normal mais, à la coupe ils sont décolorés.

La vessie est normale, ainsi que l'utérus et ses annexes.

Le cerveau, coupé en tous sens, ne présente rien d'anormal, non plus que le bulbe et le cervelet.

Les méninges rachidiennes seules sont congestionnées, les vaisseaux piemériens sont très apparents.

La moelle n'offre pas de lésion macroscopique.

Examen microscopique. — *Nerfs périphériques.* — Les nerfs suivants ont été dissociés après action de la solution d'acide osmique :

A droite : médian, cubital, tibial antérieur et tibial postérieur.

A gauche : radial, sciatique, et les deux saphènes.

Nulle part, nous n'avons pu trouver d'altération appréciable des fibres nerveuses.

Moelle. — Des coupes ont été pratiquées dans toutes les régions et ont été colorées au picro-carmin, à la thionine, à l'éosine hématoxylique, à la fuchsine acide avec hémalun, enfin au Pal.

Ce qui frappe tout d'abord, c'est l'excessive dissémination des lésions.

Les vaisseaux piemériens sont élargis, gorgés de sang ; leur paroi épaissie est infiltrée de leucocytes.

Substance blanche. — En aucun point, on ne trouve de lésion de dégénérescence. Mais ici aussi, les vaisseaux sont dilatés, remplis de sang, la gaine périvasculaire contient des cellules rondes, lymphatiques, bien colorées, et à contours très nets. Pas de foyers scléreux.

Substance grise. — Les lésions sont disséminées, mais portent cependant surtout sur les cornes antérieures. Les artérioles présentent les mêmes caractères que dans la substance blanche, et l'hyperémie atteint même les capillaires les plus fins; on voit autour de quelques cellules nerveuses un cercle constitué par leurs ramifications. Comme dans la substance blanche, des cellules lymphatiques, partant des vaisseaux, infiltrent la névroglie.

Des cellules ganglionnaires sont profondément touchées, mais les lésions sont variables comme intensité et comme localisation. Seules, les cellules des cornes antérieures sont atteintes, celles de la corne postérieure paraissent intactes.

Les lésions prédominent dans la région lombaire où, sur plusieurs coupes, beaucoup de cellules ont complètement disparu. Certaines sont hypertrophiées, la plupart ont diminué de volume et sont rondes ou ovoïdes. Le corps cellulaire présente une teinte uniforme, trouble, nébuleuse.

Certains noyaux sont tuméfiés, se colorent mal ou pas du tout.

Il en est de même du nucléole.

Enfin, par places, ces noyaux, au lieu d'occuper le centre du corps cellulaire, sont refoulés vers un point de la périphérie. Nous n'avons pas observé la rupture des prolongements cellulaires.

Les lésions sont moins avancées à mesure qu'on examine un point de la moelle situé plus haut, et au-dessus du renflement cervical les cellules ganglionnaires se présentent avec leurs caractères normaux; cependant, les altérations vasculaires ne disparaissent complètement que dans le bulbe.

Les racines rachidiennes, examinées seulement dans la région lombaire sur des coupes transversales, paraissent intactes.

En résumé, les lésions consistent essentiellement en altérations vasculaires et cellulaires considérables, et celles-là, qui se retrouvent sur toute l'étendue de la moelle, paraissent mériter le premier rang, car de leur intensité dépend celle des lésions cellulaires.

Observation II

Contribution à l'anatomie pathologique et à l'étiologie de la paralysie ascendante aiguë.

Par L. Krewer[1].

Premier cas. — E. F..., cinquante-six ans, entre à l'hôpital le 16 décembre 1893. Elle dit avoir souffert le 5 décembre d'éternuements, frissons et toux. Il y a trois jours, la malade a eu une telle faiblesse dans les jambes qu'elle ne pouvait ni se tenir debout, ni marcher.

Etat le 16 décembre. — Malade de taille moyenne, de constitution assez robuste, avec *panniculus adiposus* abondamment développé. Incapable de se tenir debout sans être bien soutenue par un aide ; la tête retombe alors sur la poitrine.

Les pupilles sont d'égale dimension et réagissent bien à la lumière. La langue se meut facilement et se dévie légèrement à droite quand elle est projetée en avant.

Sur le bas des cuisses, on note plusieurs cicatrices et des varices.

Les quatre extrémités sont fortement paralysées, les inférieures plus que les supérieures ; les muscles du tronc et du cou sont également paralysés, de telle sorte que la malade ne peut ni se tenir debout, ni marcher, ni se tenir assise. Sa faiblesse est telle qu'elle ne peut pas même manger et qu'on doit l'alimenter : la force musculaire des mains mesurée au dynamomètre donne 15 à droite et 12 à gauche. Sensibilité maintenue dans tous ses modes.

Réflexes patellaires exaltés. Fonction vésicale normale. Tendance à la constipation. Voix aphone. Conscience nette.

Cœur augmenté dans son diamètre transverse : à droite il dépasse de deux doigts et à gauche d'un doigt les limites normales. Choc de la pointe perceptible dans le 6e espace. Les bruits sont un peu sourds à la pointe ; parfois le premier bruit est dédoublé. A la

[1] L. Krever, *Zeitschrift f. klinische medicin*, 1897.

base et dans le 2e espace, on peut entendre un bruit systolique très léger.

Le foie dépasse de trois à quatre travers de doigt le rebord costal.

La rate est perceptible et grosse à la percussion.

Aux poumons : signes disséminés de lésions catarrhales.

Excitabilité faradique des muscles un peu diminuée : P. = 66-74 ; R. = 20-24 ; T. = 36°5-37°1.

A cet état assez précaire vient s'ajouter, deux jours après, un trouble menaçant de la respiration : type costal, élévation du diaphragme et contraction de l'épigastre à l'inspiration. Sous l'action d'injections hypodermiques d'excitants, d'ingestion d'iodure de potassium, ces troubles respiratoires disparaissent assez vite et la malade s'améliore progressivement, mais lentement. D'abord la force musculaire croit dans les membres supérieurs et dans le tronc, de sorte que la malade, après environ trois semaines, peut se soulever sans aide, dans son lit, mais avec quelque difficulté. La force musculaire des membres inférieurs croit également : la station debout devient possible. La malade arrive à faire quelques pas, mais les progrès dans la marche sont très lents et ce n'est qu'au bout de deux mois qu'elle peut marcher seule et encore avec peine.

A ce moment, 7 février 1894, le dynamomètre accuse 60 à la main droite, 40 à la gauche. Sous l'influence de l'électricité, du massage, des bains, des injections de strychnine, l'état s'améliore encore et, le neuvième mois, la malade quitte l'hôpital sans avoir cependant recouvré ses forces antérieures.

DEUXIÈME CAS. — D. C..., quarante-cinq ans, entra à l'hôpital le 4 mai 1894.

Depuis trois mois, elle se plaint de faiblesse dans les jambes et divague depuis deux semaines. D'après son mari, elle est alitée depuis quatre semaines, présentant dans les jambes une telle faiblesse qu'elle ne pouvait marcher.

En même temps, constipation et rétention d'urine. La malade était alcoolique ; elle a eu huit accouchements et un avortement.

Etat le 4 mai 1894. — Femme de taille moyenne et *panniculus adiposus* moyennement développé ; visage jaune et blafard. Intelligence pas tout à fait nette.

Choc de la pointe dans le 5e espace, à deux doigts en dehors de la ligne mamelonnaire gauche. Matité cardiaque dépassant d'un travers de doigt le bord sternal droit. Bruits du cœur sourds, deuxième bruit accentué à l'orifice aortique.

Foie dépassant de quatre à cinq travers de doigt le bord costal, sensible à la palpation.

Poumons mats à la percussion et murmure vésiculaire affaibli.

La pupille droite plus dilatée que la gauche. Ozène. Pharyngite chronique.

Réflexes patellaires abolis Sensibilité cutanée diminuée aux membres inférieurs, mais normale plus haut. Atrophie musculaire dans les gastrocnémiens et le quadriceps crural des deux côtés. Parfois crampes dans les jambes.

Miction normale, urines non albumineuses.

Excitabilité faradique des muscles des membres inférieurs est lente à apparaître.

La malade tousse un peu : crachats sans bacilles de Koch.

Cinq jours après, le 8 mai, apparaissent des troubles respiratoires sérieux : type costal, avec contraction de l'épigastre et de l'abdomen à l'inspiration.

On note une hyperesthésie des membres inférieurs et des points douloureux sur le trajet des nerfs. Râles humides disséminés dans les deux poumons.

Perte de connaissance. T. = 37°8 ; P. = 124-140; R. = 22-44.

Mort au milieu de symptômes d'asphyxie, deux jours après, c'est-à-dire le 10 mai. L'autopsie faite par M. le professeur Petrof, donne :

« Degeneratio adiposa musculi cordis. Pleuritis adhesiva chronica duplex disseminata. Tuberculosis apicis destri pulmo.

« Pneumonia catarrhalis acuta partis posterioris lobi superioris pulmoni sinistri. Emphysema et œdæma pulmonium.

« Hyperplasia acuta lienis. Infiltratio adiposa hepatis. Gastritis chronica. Ulcera tuberculosa intestinorum. Nephritis interstitialis chronica incipiens. Atrophia et œdema cerebri. Pachymeningitis spinalis interna adhesiva posterior inferior.

Troisième cas. — Marie S..., dix-neuf ans, fille publique. Entrée le 21 octobre 1895 à l'hôpital. Elle a été atteinte, il y a trois semaines de frissons, de douleurs et d'œdème des membres inférieurs. Jusqu'au 19 octobre, la malade a pu marcher quoiqu'avec beaucoup de peine et avec l'aide d'une autre personne ; depuis cette date, il lui est devenu impossible de marcher, se tenir debout ou assise ni même de se servir de ses mains. Ni accouchement, ni fausse couche. Règles régulières, parfois ivresse.

État le 22 octobre 1895. — Femme de taille moyenne et bon état de santé habituel. Les bras et les doigts sont cyanosés, œdème des membres inférieurs. Herpès labial. Éternuements. Langue nette. Angine catarrhale à son déclin. Abolition des réflexes patellaires. Paralysie prononcée des membres : impossibilité de la station debout. Les muscles du dos sont également paralysés. Les muscles et les troncs nerveux ne sont pas douloureux.

Foie augmenté de volume, rate grosse.

Choc de la pointe du cœur dans le 5e espace. A la pointe, on perçoit nettement un bruit sourd. La matité cardiaque dépasse à droite d'un travers de doit les limites normales. Poumons sains. Défécation et miction normales. Pas d'albumine dans les urines. Immobilité conservée dans tous ses modes.

Respiration réglière et facile.

Céphalée et malaise général. Connaissance intacte. Pas de symptômes de méningite.

T. = 39-39,8. P. = 128. R. = 36?

Le jour suivant : T. = 37,8. P. = 132. R. = 32 ?

Nuit sans sommeil et délire. Respiration à type costal : thorax fortement dilaté, diaprhagme relevé 14e cote. Les traits du visage profondément altérés expriment la souffrance. Rétention des matières fécales. La malade ne prend pas d'aliments.

Mort le 23 avec phénomènes d'asphyxie. Cette mort soudaine empêcha l'examen de l'excitabilité faradique des muscles.

Autopsie par professeur Petroff donne : « Sclerosis cerebri gradus lerioris œdema cerebri. Hyperemia substantiæ grisæ. Pachymeningitis spinalis adhesiva disseminata. Myelitis centralis. Dilatatio cordis. Degeneratio adiposa musculi cordis. Endocarditis w. semilunarium aortæ chronica et acuta insipiens. Hyperemia pulmonum. Pneumonia catarrhalis acuta disseminata lobi inferioris. Laryngo-tracheo-bronchitis acuta.

« Hyperplasia acuta lienis. Infiltratio adiposa hepatis gastritis chronica et hemorrhagica punctatæ mucosæ.

Enteritis acuta hemorrhagica. Nephritis hemorrhagica acuta. Influenza. Paralysis ascendens. »

Quatrième cas. — Tatiana F..., vingt et un ans, fille publique. Entrée à l'hôpital le 28 octobre 1895. Elle y est déjà venue plusieurs fois pour alcoolisme et l'a quitté récemment. Depuis deux semaines, la marche est devenue impossible par suite d'une faiblesse dans les membres inférieurs qui l'a obligée à garder le lit.

Syphilis, il y a environ cinq ans.

État actuel, le 20 octobre 1895. Femme de puissante stature et de bonne santé à l'état habituel. Lucidité intellectuelle parfaite. Voix aphone : le langage n'est pas normal, mais offre des troubles qui n'ont rien de caractéristique. La malade ne peut se tenir assise; la station debout est possible, mais pendant peu de temps et à condition d'être aidée. Dans la démarche on note un peu d'ataxie dans les mouvements. Réflexes patellaires abolis. Pas de points douloureux. Jambes et muscles du tronc légèrement paralysés ; les membres supérieurs sont encore moins atteints.

Sensibilité complètement conservée, même un peu exaltée.

Pupilles égales, réagissant bien à la lumière. Miction et défécation normales. La malade accuse une sensation indéfinissable de malaise à l'épigastre ; parfois vomissements.

Les muscles réagissent un peu tardivement au courant faradique. Pas de R. D.

Matité cardiaque normale. Bruits du cœur purs.

Augmentation légère du volume du foie et de la rate.

Ni sucre, ni albumine dans les urines.

Les jours suivants, l'état s'aggrave : la paralysie gagne les membres supérieurs et devient plus prononcée aux membres inférieurs.

La voix est plus aphone, le langage plus nettement altéré. Rétention des matières. Bientôt apparait une légère cyanose des bras et des doigts.

La connaissance reste indemne et la malade la conserve jusqu'à la veille de sa mort. Le 11 novembre, la cyanose augmente : la paralysie gagne le diaphragme et la malade succombe à la suite de phénomènes d'asphyxie après un séjour de deux semaines à l'hôpital.

Autopsie par professeur donne :

Lepto-meningitis chronica fibrosa. Sclerosis et œdema cerebri. Hyperemia substantiæ grisæ. Hemorrhagia punctata nuclei lentiformis senitri. Pachymeningitis interna disseminata spinalis. Œdema substantiæ albæ. Degeneratio parenchymatosa musculi cordis. Hyperemia lienis hepati et renum gastritis chronica. Tenia solium. Polynevritis alcoolica.

« Dans les trois cas mortels décrits plus haut, le système nerveux central et périphérique, qui n'offrait rien de pathologique à l'examen macroscopique, a été soumis par nous à un examen microscopique après durcissement dans le liquide de Müller, coloration d'abord avec solution borax-carmin de Grenach et ensuite coloration au carmin d'indigo.

« Parmi les nerfs périphériques, beaucoup ont été examinés et entre autres : sciatique, crural, radial, médian et plexus brachial. La moelle épinière a été examinée à différentes hauteurs, ainsi que le bulbe. Du cerveau, on n'a étudié que des points isolés, surtout de la région corticale.

« Les résultats obtenus dans ces trois cas sont si identiques que je juge superflu de les étudier séparément.

« Les altérations relevées dans le système nerveux périphérique se trouvent principalement dans le parenchyme nerveux, c'est-à-dire dans les fibrilles nerveuses. Le gonflement du cylindraxe est très apparent sur les coupes longitudinales et transversales ; sa forme est anguleuse et irrégulière ; sur les coupes longitudinales il apparaît infléchi ou en chapelet ; sur les coupes transversales on voit des varicosités et de fines granulations. Dans beaucoup de fibrilles nerveuses, le cylindraxe manque complétement, la gaine de myéline est amincie et divisée en fragments isolés. La gaine de Schwann présente une hyperplasie cellulaire, formée de cellules rondes. Le processus pathologique s'est développé dans le tissu propre du nerf, tandis que le tissu conjonctif est peu lésé. Le processus lésant l'élément noble forme une atrophie chronique dégénérative du nerf : névrite dégénérative chronique. Un tel processus chronique succède rarement à une névrite aiguë antérieure : il s'établit d'emblée chroniquement, commence par les extrémités périphériques du nerf où il s'étend plus ou moins dans le sens centripète, mais d'une façon lente et progressive. Presque jamais ou tout au moins rarement, il gagne les racines antérieures et la moelle et ce n'est qu'exceptionnellement qu'on note dans cet organe de semblables lésions concomitantes de la névrite. Dans nos préparations nous trouvons, outre les altérations chroniques parenchymateuses, un processus interstitiel, pas très significatif il est vrai, se traduisant par une hyperplasie cellulaire dans l'endo et le périnèvre. Il semble donc ici que le processus chronique soit devenu plus aigu et je voudrais pour cela désigner, sous le nom de névrite subaiguë dégénérative, le processus pathologique que nous avons sous les yeux.

« Avant d'entrer dans le détail des lésions relevées dans l'examen du système nerveux central, je tiens à faire remarquer que ce dernier n'offrait rien d'anormal au point de vue macroscopique : les sections colorées de la moelle épinière et du bulbe, prises à des hauteurs diverses, montraient distinctement les places respectives des substances grise et blanche. Au microscope, on voit des altérations siégeant dans presque toutes les parties de la moelle et du bulbe. Dans la substance blanche le diamètre des cylindraxes apparaît, aggrandi dans un grand nombre de tubes nerveux de cette lésion, et surtout marquée dans le voisinage des colonnes grises. Il n'est pas rare que le cylindraxe fasse complètement défaut. La gaine de myéline est très amincie, fragmentée par places. On a l'impression que cet amincissement de la couche myélinique est le résultat du gonflement du cylindraxe. Les fibrilles de névroglie, surtout dans le tissu conjonctif des cordons postérieurs et latéraux, sont augmentées de volume et paraissent infiltrées par l'œdème. Dans beaucoup de préparations, on note des vacuoles au sein du tissu névroglique, sous forme de lacunes incolores, renfermant parfois des fibrilles nerveuses remplissant incomplètement les vacuoles. Si ce n'est pas là une production artificielle, je l'expliquerai par une infiltration séreuse de la névroglie. Le nombre des cellules de névroglie est augmenté, mais pas au même degré dans tous les cas ; tandis que dans le deuxième cas, cette hyperplasie se montre dans toutes les parties de l'axe nerveux, elle est au contraire bien moins apparente dans les deux autres cas. Nulle trace de sclérose des cordons.

« Toutes ces altérations de la substance blanche sont en parfait accord avec celles déjà notées dans les nerfs périphériques, avec cette différence que, subaiguës dans les nerfs périphériques, elles prennent ici un caractère franchement aigu.

« De même, la substance grise offre différentes altérations. Bon nombre de cellules ganglionnaires des cornes antérieures paraissent augmentées de volume ; elles sont ternes, les noyaux ont des contours peu nets et le protoplasma est granuleux. Rarement le noyau est complètement décoloré. Enfin, sur quelques préparations, j'ai pu constater une rupture des prolongements des cellules ganglionnaires, lésion sur laquelle les auteurs français ont appelé récemment l'attention. Il semble que le prolongement de la cellule présente sur son parcours une fente linéaire transversale ; une telle altération est-elle un artifice de préparation ou une lésion pathologique, je ne puis le dire et me borne à constater. Nous sommes donc ici en présence d'un gonflement trouble des cellules, processus qui se déroule dans diverses maladies aiguës, frappant les cellules d'un organe parenchymateux quelconque.

« Le canal central est un peu agrandi : son épithélium est terne, et sa lumière remplie de cellules épithéliales desquamées. Le revêtement épithélial du quatrième ventricule est également trouble, et on y constate la même hyperplasie cellulaire. Dans deux cas, j'ai trouvé des hémorragies insignifiantes dans la substance grise de la moelle épinière, du bulbe et même du cerveau.

« Les vaisseaux sont gorgés de sang et les espaces périvasculaires agrandis. Les parois vasculaires n'offrent rien d'anormal ; quelques-unes présentent des points brillants, laissant soupçonner un commencement de dégénérescence hyaline.

« Dans le cerveau, rien de particulier, sauf une sclérose insignifiante, marquée particulièrement dans le deuxième cas.

« Beaucoup de raisons, indépendantes de ma volonté, m'ont empêché d'examiner les racines antérieures des nerfs rachidiens, ce qui aurait été important au point de vue de la diffusion de la maladie par continuité. J'espère combler cette lacune au prochain cas.

« L'examen bactériologique a donné des résultats négatifs. Toutes les altérations décrites dans le système nerveux central n'atteignent pas des régions localisées, mais sont disséminées uniformément et diffuses dans toute l'étendue des coupes, celles-ci portant à différentes hauteurs de l'axe spinal

« Ainsi à l'examen microscopique de trois cas qui, cliniquement, ont présenté le tableau symptomatique d'une paralysie ascendante aiguë et qui se sont rapidement terminés par la mort avec phénomènes d'asphyxie, symptômes caractéristiques de la maladie de Landry, nous avons trouvé des lésions identiques dans le système nerveux périphérique et central. Je voudrais faire remarquer que, tandis que dans les nerfs périphériques, le processus pathologique est subaigu ou chronique, il paraît aigu dans le système nerveux central.

« Je rapporterai encore quelques considérations importantes :

« Les trois malades qui ont succombé étaient alcooliques; celle qui est guérie, soupçonnée de syphilis; la deuxième était tuberculeuse, la troisième avait eu une attaque franche d'influenza peu avant. Ces faits ne paraissent pas fortuits. Si l'on étudie la bibliographie de la maladie de Landry, on constate que, chez la plupart des malades, les antécédents relèvent une affection, soit de nature toxique (plomb, alcool, arsenic), soit de nature infectieuse (diphtérie, tuberculose), susceptible de déterminer une lésion chronique du système nerveux périphérique. On voit, d'autre part, que la paralysie de Landry se déclare le plus souvent pendant ou à la suite de maladies aiguës et que très rarement elle apparaît spontanément. Tous ces faits jettent quelque lumière sur l'étiologie obscure de la maladie de Landry.

« Je me permettrai encore quelques considérations.

« La paralysie ascendante aiguë n'est pas une maladie primitive, mais une affection secondaire, la conséquence d'une polynévrite qui s'est étendue à la moelle épinière. L'extension de l'affection à la moelle est d'ordinaire très rapide et mortelle quand elle touche le bulbe et les centres importants qui s'y trouvent. En d'autres termes, la maladie de Landry forme les deuxième et troisième phases de la polynévrite. Il y aurait donc trois stades : névritique, sinal, bulbaire.

« Les deux derniers ne sont possibles que si le premier a existé ou existe encore; le premier n'est pas fatalement suivi des deux autres et cette succession ne s'opère qu'à la faveur d'une maladie intercurrente le plus souvent infectieuse.

« Le stade névritique est presque toujours de nature chronique : c'est la névrite avec ses conditions étiologiques ordinaires. Nous regardons la polynévrite comme résultant de l'action de différents agents toxiques ou infectieux. C'est là une opinion basée sur de nombreux examens anatomo-pathologiques. Leyden, Oppenheim, Strümpell, Eisenlohr, Dejérine, Remak, Joffroy, Vierordt, Pitres et Vaillard, Charcot et Gombault, se sont occupés de l'état du système nerveux périphérique dans l'alcoolisme, la diphtérie, la tuberculose, et tous ont trouvé des lésions identiques qu'ils ont désignées sous le nom de névrite dégénérative parenchymateuse. Beaucoup se sont préoccupés de l'état du système nerveux central, dans ces cas de polynévrites et la plupart ont signalé son intégrité.

« Jappa dans son travail sur les altérations des nerfs périphériques dans la tuberculose est arrivé aux conclusions suivantes : « Dans tous les cas de tuberculose, pulmonaire « avec issue mortelle, on a des altérations anatomo-patho- « logiques des nerfs périphériques. Ces lésions sont plus « marquées dans les ramuscules que dans les gros troncs « nerveux et surtout dans les terminaisons nerveuses des « membres inférieurs. Elles répondent à ce que l'on a « décrit sous le nom de névrite dégénérative parenchyma- « teuse. Elles sont, de plus, indépendantes du système ner- « veux central qui est intact. » On pourrait ajouter que cet auteur n'a examiné que des cas où, pendant la vie, on n'avait noté cliniquement aucun trouble fonctionnel des nerfs périphériques.

« Si ces agents toxiques ou infectieux exercent surtout leur action nocive sur les nerfs périphériques, il est à peine imaginable que le système nerveux central, ne se ressente pas de leur influence. Il semble n'y avoir qu'une différence de degré. Tandis que sur les nerfs périphéri-ques on note des altérations, ce sont des troubles fonctionnels, troubles de nutrition et ses échanges, qui se produisent dans le système nerveux central. Ces troubles fonctionnels doivent jouer un grand rôle dans l'étiologie des affections nerveuses. Je renvoie au travail d'Edinger : « Nouvelle théorie sur les causes de quelques maladies « nerveuses, particulièrement névrite et tabes », qui a attiré l'attention du monde savant. Ce n'est pas aller trop loin que de supposer que dans les cas de polynévrite généralisée, on est en face d'un système nerveux central affaibli et en état de moindre résistance. Malgré cela, la polynévrite, évoluant très lentement, est relativement peu suivie des deux stades ultérieurs, spinal et bulbaire. Pour que la moelle et le bulbe soient envahis, il faut l'intervention d'un facteur spécial : infection aigue surajoutée (influenza, typhus, anthrax) quelconque, ce qui explique les résultats différents obtenus par l'examen bactériologique dans la maladie de Landry.

« Je ne puis dire sûrement quelle est la cause de la rareté de l'extension du processus au système central, mais il me semble que l'envahissement de la moelle dépend de deux conditions : d'une part l'état des racines nerveuses qui doivent présenter certaines particularités mécaniques ou architecturales, et qui constituent d'ordinaire un obstacle sérieux à l'extension du processus par continuité. Je ne veux pas, par là, mettre en question la possibilité de la propagation par continuité sans l'entrée d'un nouveau facteur, mais je regarde seulement comme vraisemblable qu'un tel mode est rendu très difficile.

« D'un autre côté, l'état de faiblesse du système nerveux

central par suite des troubles nutritifs joue un très grand rôle.

« Il semble donc nécessaire, pour que la moelle soit envahie: ou un haut degré d'affaiblissement du système nerveux central, ou un nouveau facteur capable de surmonter les obstacles existants. C'est cette dernière condition qui, d'ordinaire, se trouve réalisée.

« Une fois l'obstacle vaincu, le stade spinal commence. Le processus gagne rapidement du terrain et il n'arrive que très rarement qu'il s'arrête à la moelle; dans quelques cas, il peut s'arrêter et la guérison survenir; habituellement, il envahit le bulbe et la mort se produit par lésions des noyaux bulbaires.

« Je parle de l'extension du processus pathologique dans la moelle épinière, sans mentionner son caractère ascendant. Il est bien vrai que, d'après le cours clinique ordinaire de la paralysie, on peut admettre une marche ascendante du processus : mais on ne retrouve pas ce type dans tous les cas; il existe même un type descendant. Aussi, le professeur Leyden croyait nécessaire d'admettre deux formes de la maladie de Landry : forme névritique et forme bulbaire. Cela me semble superflu, puisque le caractère particulier de la maladie de Landry réside, non dans la direction ascendante, mais dans la marche progressive, que la direction soit ascendante ou descendante. La direction du processus pathologique semble dépendre de la hauteur de la moelle au niveau de laquelle la lésion passe du système nerveux périphérique au système nerveux central. Si, par exemple, ce passage s'effectue au niveau de la moelle cervicale, il y aura généralisation dans les deux directions, ascendante et descendante : aussi ne faut-il pas être étonné de voir dans la maladie de Landry la paralysie des extrémités supérieures précédée de celle des extrémités inférieures. Il peut même arriver que celle-ci manque totalement, ce qui se produit quand le bulbe est envahi avant les portions inférieures de la moelle. Ce dernier cas correspond à la forme bulbaire de Leyden. Ces données montrent l'inutilité de la distinction de deux formes dans la maladie de Landry et rendent compte des différences que présente le tableau clinique de cette affection. Une analyse plus complète de la symptomatologie ne saurait rentrer dans le cadre de ce travail.

« Je dois indiquer, d'autre part, que la polynévrite, dont nous faisons dépendre la maladie de Landry, existe souvent sans qu'on puisse en combattre cliniquement les symptômes, sans que les antécédents en révèlent les traces. Ce fait ne contredit nullement mon hypothèse, à savoir que la polynévrite chronique est une condition *sine qua non* de la production de la maladie de Landry.

« En fait, la polynévrite, surtout sous sa forme chronique, évolue d'une façon si lente, avec des symptômes cliniques parfois si insignifiants, qu'elle peut très bien passer inaperçue, non seulement pour le malade mais même pour le médecin. Bien des malades se plaignent de douleurs vagues, de légers troubles moteurs et de faiblesse dans les jarrets ou plus rarement dans les bras, de paresthésies, de points douloureux, etc., mais tous ces phénomènes sont si peu marqués, amènent des troubles fonctionnels si atténués, que le médecin n'y ajoute aucune importance ou les attribue à l'hystérie, à la neurasthénie. Ceci se produit surtout chez les femmes où l'on rejette si volontiers sur le compte de l'hystérie les légers troubles nerveux que l'on note. Je crois qu'on devrait accorder plus d'importance à ces symptômes atténués, surtout quand les antécédents révèlent une infection ou intoxication chronique de l'organisme (syphilis, tuberculose, alcool, plomb, mercure). On verrait alors que la polynévrite chronique est beaucoup plus fréquente qu'on ne l'admet généralement.

« En résumé :

« 1° La paralysie de Landry n'est pas autre chose que les 2e et 3e stades d'une polynévrite chronique propagée à la moelle épinière par continuité. Dans la moelle, elle se généralise très rapidement de bas en haut, parfois aussi de haut en bas et tue par lésions des noyaux bulbaires ;

« 2° Pour qu'une polynévrite déjà existante détermine une maladie de Landry, il faut l'intervention d'un nouveau facteur : une maladie infectieuse ;

« 3° Dans la maladie de Landry, le caractère clinique important, principal, est la marche progressive et non le sens de cette progression ;

« 4° Au point de vue de l'anatomie pathologique, la maladie de Landry est une polynévrite subaiguë ou chronique et une myélite dégénérative aiguë et diffuse. »

Observation III

(Roget et Josué, *Presse médicale*, 1898).

Le nommé R..., âgé de trente-trois ans, exerçant la profession de tailleur de pierres, est amené à l'hôpital de la porte d'Aubervilliers, le 26 décembre 1896.

Antécédents héréditaires. — Père mort de cause inconnue. Mère morte « d'un chaud et froid ». Le malade a trois enfants qui se portent bien.

Antécédents personnels. — Fluxion de poitrine à l'âge de quinze ans. Point d'autre maladie.

Début de la maladie actuelle. — Dix à onze jours avant son entrée à l'hôpital, le malade a commencé à éprouver une sensation de froid intense aux jambes et aux pieds. Trois jours après, c'est-à-dire une semaine environ avant son admission, les jambes se sont engourdies ; à aucun moment le malade n'a ressenti de douleurs. Cette impotence des membres inférieurs était déjà si marquée que le sujet, ne pouvant continuer à travailler, s'est décidé à se coucher. Six jours après le début des accidents, quatre à cinq jours avant son entrée à l'hôpital, il fait venir un médecin qui porte le diagnostic de grippe. Cependant, les jambes continuent toujours à s'affaiblir de plus en plus.

Le 25 décembre surviennent des accidents du côté de la gorge ; le médecin fait le diagnostic d'angine, et, le 26, il envoie le malade à l'hôpital de la porte d'Aubervilliers ; sa température est, à ce moment, de 39 degrés.

Dans la nuit du 26, le malade, après avoir bu un verre de lait, est pris d'une violente crise de dyspnée ; il raconte lui-même, fort justement, « que c'est entré dans la trachée au lieu de l'œsophage ».

Examen du malade, le 27 au matin. — Le malade a toute sa connaissance ; ses réponses nettes, précises, dénotent une intelligence assez vive.

Son facies fait penser immédiatement à une infection grave : le teint est pâle, grisâtre, plombé, avec une légère coloration jaunâtre des conjonctives. Le corps est couvert de sueurs abondantes.

La voix est très enrouée, presque éteinte ; ces symptômes avaient sans doute orienté le diagnostic du médecin sur la possibilité d'une angine diphtérique propagée au larynx. Mais on ne trouve rien d'anormal dans la gorge, pas de trace d'angine, pas de paralysie du voile du palais. Le réflexe pharyngien est conservé. Et cependant, la déglutition se fait d'une façon très défectueuse ; chaque fois que le malade boit, il est atteint de crises de suffocation très violentes ; aussi, n'ose-t-il plus prendre de liquides.

L'impotence est très marquée au niveau des membres inférieurs.

Ceux-ci sont flasques, en résolution complète, et ne peuvent être détachés du plan du lit. Les membres supérieurs sont affaiblis, mais beaucoup moins que les membres inférieurs ; le malade serre très faiblement avec les deux mains.

Il y a un léger degré d'anesthésie, plus marquée aux membres inférieurs que supérieurs.

Les réflexes rotuliens sont abolis, ainsi que les réflexes tendineux des membres supérieurs.

Il n'y a pas de symptômes oculaires, pas de troubles de la vision, ni de paralysies.

Le malade présente, en outre, quelques troubles du côté de l'appareil digestif. Depuis plusieurs jours, l'anorexie est complète. La langue est blanche sur le dos, rouge sur les bords. Constipation.

Le foie et la rate ont leur volume normal.

Les battements de cœur sont rapides ; le pouls est à 112. On trouve, à l'auscultation des deux poumons, des râles sibilants et ronflants.

Les urines ne contiennent ni albumine ni sucre. Température : 38°7 le matin ; 37°8 le soir.

Le 27, à 8 h. 1/2 du soir, le malade est pris d'une crise de dyspnée très violente à la suite d'ingestion de lait. Il a 38 respirations à la minute, le pouls est à 106; les battements du cœur sont violents, avec de nombreuses irrégularités. Cependant, l'intelligence est conservée, mais la parole est difficile à comprendre à cause de la paralysie du larynx. A l'auscultation du poumon, on constate des râles trachéaux qui masquent tout autre bruit respiratoire.

Le malade succombe, dans la nuit, à une nouvelle crise de dyspnée.

Autopsie, trente heures après la mort.

Congestion pulmonaire aux deux bases ; présence d'un liquide spumeux dans les bronches.

Le cœur est mou et flasque ; mais il n'y a pas de lésions valvulaires.

Les reins paraissent intacts.

La moelle épinière ne présente aucune altération macroscopique. Les méninges sont normales.

Les nerfs périphériques n'ont pas été examinés.

Examen histologique de la moelle épinière. — A l'examen de coupes portant sur le renflement lombaire, on constate, par la méthode de Nissl, des lésions des cellules des cornes antérieures, remarquables à la fois par leur degré allant jusqu'à l'atrophie de l'élément nerveux et par leur diffusion : presque toutes les cellules sont altérées.

On sait que normalement la cellule nerveuse, colorée par la méthode de Nissl, présente un noyau à contours tranchés, ne prenant pas la couleur, contenant un petit nucléole arrondi et très coloré. Le corps cellulaire lui-même est rempli de grains fortement teintés, assez volumineux et régulièrement orientés ; la cellule est parcourue par un réseau délicat, caché à l'état normal par les grains chromatiques. Ce réseau semble se continuer dans les prolongements où il forme des stries.

Toutes ces parties se trouvent lésées dans les cellules de la substance grise du renflement lombaire, particulièrement dans les cellules des cornes antérieuures. Ces éléments présentent les altérations les plus variées, et comme siège et comme degré.

Déjà, à un faible grossissement, on voit que les cellules n'ont pas leur aspect normal. Avec des grossissements plus forts on arrive à préciser les lésions. Celles-ci portent sur toutes les parties de la cellule nerveuse. Un grand nombre de noyaux ont des contours peu nets, diffus et comme effacés. Souvent, au lieu de rester incolore, le noyau prend une teinte bleue plus ou moins intense. Il abandonne parfois sa situation centrale et se trouve reporté vers la périphérie de la cellule. Le déplacement est quelquefois si marqué que le noyau vient en contact avec le contour extérieur de l'élément cellulaire et semble sur le point d'être expulsé. Le nucléole est refoulé également à la périphérie du noyau ; il conserve son aspect normal dans presque toutes les cellules, même les plus lésées.

Un certain nombre de cellules ne présentent pas de noyau. On peut se demander si cet aspect ne tient pas parfois à un artifice de préparation, la coupe de la cellule ayant passé loin du noyau. Si l'on observe une cellule très petite, avec peu de prolongements, si, d'autre part, il n'existe que peu de cellules présentant cette modification, on peut supposer que cet aspect tient aux hasards des préparations. Si cette altération est au contraire fréquente, on doit admettre que le noyau a bien réellement disparu dans un certain nombre de cellules, surtout si l'on a affaire à des cellules manifestement coupées dans leur partie centrale. Ajoutons cependant que dans les cas où le noyau est rejeté à la périphérie, il se pourrait qu'il ne fût pas entamé par une coupe passant au centre même de la cellule. Etant donné le nombre considérable de cellules sans noyau que nous avons observées dans notre cas, et tenant compte, d'autre part, de la présence d'autres altérations nucléaires qui représentent les stades intermédiaires, on peut conclure, croyons-nous, à la disparition du noyau dans certains éléments.

Les grains de substance chromatophile sont altérés dans un grand nombre de cellules. Ils sont fragmentés, réduits à des blocs d'inégal volume ou à une fine poussière ; parfois les granulations ont complètement disparu, laissant voir un fin réseau, à mailles richement anastomosées en tous sens, se colorant en bleu verdâtre.

Cette disparition des grains chromatophiles n'atteint parfois qu'une partie restreinte de la cellule. Dans ce cas, la lésion présente souvent des limites nettes et brusques, constituant de véritables vacuoles au niveau desquelles le réticulum seul persiste. Ces vacuoles, remarquables par leur coloration verdâtre, ont un aspect tout à fait caractéristique.

Enfin dans certaines cellules le réticulum lui-même peut disparaître, et le protoplasma prend une coloration bleu clair, diffuse, sans aucune différenciation ; on y distingue encore le nucléole plus foncé.

Nous n'avons pas constaté de ruptures des prolongements des cellules.

Toutes ces lésions sont distribuées d'une façon très irrégulière.

Tantôt la chromatolyse est plus marquée autour du noyau, d'autres fois vers les prolongements. Souvent les vacuoles sont voisines du noyau; d'autres fois elles siègent dans la partie périphérique de la cellule. Les altérations nucléaires peuvent se montrer isolées, mais le plus souvent elles sont associées à des lesions du protoplasma. Ajoutons que les espaces vides péricellulaires semblent très marqués, et que, dans un certain nombre de préparations, on ne trouve qu'une ou deux cellules normales.

Dans des préparations traitées par le picrocarmin ou par l'éosine et l'hématéine, on constate aussi que les noyaux des cellules nerveuses se colorent mal, qu'il existe des vacuoles. Par contre, les vaisseaux sont absolument normaux, il n'y a pas de congestion sanguine.

Les cellules névrogliques ont proliféré et sont beaucoup plus nombreuses que normalement, surtout dans la substance grise et notamment au niveau de la commissure, près du canal de l'épendyme. Il y a aussi un peu d'épaississement des cloisons névrogliques de la substance blanche. Par place, il semble que les cellules névrogliques aient pénétré dans les cellules nerveuses complètement détruites et atrophiées.

Les parties des racines rachidiennes comprises dans les coupes paraissent normales.

Au niveau de la moelle cervicale, il existe un grand nombre de cellules qui ont perdu leurs granulations et leurs prolongements; elles sont très peu volumineuses, surtout au niveau de la corne antérieure droite. Toutes les cellules présentent une chromatolyse très étendue, n'allant pas cependant jusqu'à la production de vacuoles.

Dans d'autres points de la moelle cervicale, les lésions sont moins marquées; les cellules sont presque normales; il y a seulement un peu de raréfaction des granulations chromatophiles.

Il existe également une prolifération légère des cellules névrogliques, surtout au niveau de la commissure grise. Il n'y a pas de lésions des vaisseaux, pas d'altérations des racines rachidiennes.

Observation IV.

(Girandeau et Lévi, *Revue de Neurologie*, 1898, n° 10).

Paralysie ascendante aiguë évoluant en dix jours. Absence de lésion histologique des nerfs et de la moelle. Fièvre typhoïde antérieure.

Le nommé P..., âgé de vingt-cinq ans, maçon, entre à l'hôpital Tenon, salle Axenfeld, lit n° 3, le 9 octobre 1897, pour une paralysie étendue aux quatre membres.

Cet homme raconte qu'il y a trois mois, c'est-à-dire vers le 10 juillet, étant déjà malade depuis cinq à six jours, il a été conduit au bastion 29, dans le service du professeur Chantemesse. Le diagnostic posé fut *fièvre typhoïde*. Au dire du malade, on lui aurait pratiqué des injections de sérum antityphique. L'évolution de la maladie fut normale, mais vers le quarantième jour, alors qu'il avait encore le soir 38 degrés de température, il réclama sa sortie.

Chez lui, il eut encore de la fièvre pendant dix-neuf jours; mais le médecin, qui le soigna alors, régla convenablement son alimentation et sa convalescence fut normale.

Son état s'améliorait de jour en jour, il pouvait marcher dans sa chambre et même faire quelques promenades au de hors, lorsque, le 4 octobre, il se sentit moins fort que les jours précédents, ses jambes fléchissaient sous lui. Du 4 au 9 octobre, cette faiblesse augmenta. Localisée d'abord aux membres inférieurs, elle gagna peu à peu les muscles du tronc et ceux des membres supérieurs, si bien que, le jour de son entrée, on l'apporta sur un brancard.

Il était alors incapable de faire aucun mouvement; ses membres inférieurs étaient inertes et il ne pouvait leur faire exécuter le moindre mouvement de flexion ou de rotation.

Les membres supérieurs étaient placés le long du corps, gardant la position qu'on leur donnait, les doigts eux-mêmes étaient incapables d'exécuter un seul mouvement et lorsqu'on lui mettait le dynamomètre dans la main, on ne constatait aucune déviation de l'aiguille aussi bien d'un côté que de l'autre.

Cherchait-on à l'asseoir, il lui était impossible de se tenir sur son séant, il s'effondrait sur lui-même si on ne le soutenait des deux côtés.

En revanche, le malade pouvait exécuter des mouvements de rotation, de flexion et d'extension de la tête. Les muscles du visage se contractaient également bien, ainsi que les muscles des yeux.

Au niveau des membres paralysés, les réflexes étaient abolis, la sensibilité était très émoussée, seules les sensations de contact étaient perçues, mais assez faiblement.

Les muscles ne réagissaient pas à l'excitation faradique.

Le jour de l'entrée, il existait déjà des troubles de la respiration très marqués et caractérisés par une dyspnée prononcée; le nombre des mouvements respiratoires était notablement accru : 45 à 50 par minute; ceux-ci étaient superficiels, et, en examinant la partie inférieure du thorax, on pouvait s'assurer qu'il existait déjà une paralysie diaphragmatique très nette; ce qui expliquait la cyanose de cet homme.

Les mouvements de déglutition s'exécutaient assez facilement, mais à la condition de ne faire boire au malade que de petites quantités de liquide à la fois.

Il existait le jour de l'entrée une constipation remontant à cinq jours; la vessie était incomplètement paralysée, tantôt le malade urinait involontairement, tantôt il éprouvait le besoin d'uriner, mais ne pouvait attendre qu'on lui donnât l'urinoir. La petite quantité d'urine recueillie était claire, non albumineuse.

Le pouls était très fréquent, 132 pulsations par minute, mais régulières et assez fortes.

La température était normale.

L'intelligence était intacte et le malade put raconter très facilement son histoire.

Comme trace de la fièvre typhoïde qu'il avait eue, il conservait une rate volumineuse, dépassant de deux ou trois travers de doigt le rebord des fausses-côtes.

Le *lendemain*, la paralysie des sphincters est complète, l'auscultation des poumons fait entendre de nombreux râles ronflants et sous-crépitants, surtout nombreux aux bases. Les battements du cœur sont toujours très précipités et le pouls moins fort que la veille.

Le *surlendemain*, même état. Brusquement, vers 4 heures du soir, le malade est pris d'un accès de suffocation avec menace d'asphyxie, la cyanose augmente, le nombre des mouvements respiratoires est accru, le pouls devient incomptable. Cette asphyxie va en augmentant pendant dix-huit heures, et malgré les inhalations d'oxygène, les piqûres de caféine, des injections de sérum, la faradisation du phrénique, cet homme finit par succomber dix jours après le début de cette paralysie ascendante.

L'*autopsie* permit de confirmer le diagnostic rétrospectif de fièvre typhoïde, car dans les dernières portions de l'intestin grêle il existait au niveau des plaques de Peyer une pigmentation très prononcée de la muqueuse intestinale ; elle était en outre lisse et comme déprimée dans toute l'étendue des plaques.

En outre, la rate avait un volume double de celui qu'elle a d'habitude.

En revanche, les lésions présentées à l'œil nu par les autres organes étaient d'ordre banal, c'est-à-dire explicable par l'asphyxie ultime. Cœur distendu dans ses cavités droites principalement. Poumons : congestionnés et œdématiés. Foie congestionné, mais présentant par places les taches jaunes des maladies infectieuses.

Le système nerveux central et périphérique ne présentait rien de particulier à signaler à l'œil nu.

L'*examen histologique* a porté sur quelques organes, foie, rein, et sur le système neuro-musculaire.

Le *foie* est le siège d'altérations d'ordre congestif (dilatation vasculaire énorme, avec amincissement des trabécules, prenant parfois une apparence angiomateuse) et des lésions du foie infectieux (capillarité infectieuse, nodules infectieux, nombreux et volumineux, surtout péri-vasculaires, avec maximum autour des veines portes, disséminés en outre en pleine substance hépatique).

Les *reins* montrent surtout une congestion très prononcée avec prédominance dans la région des tubes collecteurs.

Système nerveux. — Des nerfs périphériques, branche musculaire du crural, branche du fémoro-cutané ont été fixés pendant vingt-quatre heures dans l'acide osmique, puis dissociés dans la glycérine picro-carminée. Ils ne sont le siège d'aucune altération. On ne trouve pas la moindre trace de fragmentation de la myéline qui a son apparence normale aussi bien sur la branche motrice que sur la branche sensitive. Le nerf phrénique a été également dissocié et ne laisse apercevoir aucune lésion myélinique.

Les racines antérieures de la région cervicale et lombaire ont été également dissociées. On ne relève aucune altération notable.

La moelle a été fixée au formol à 10 pour 100, incluse en général au collodion, colorée par les méthodes de Pal, l'hématoxyline-éosine, le picro-carmin en masse, la méthode de Nissl.

En ce qui concerne la méthode de Pal, des segments de moelle provenant de la région cervicale dorsale et lombaire, ont été, au sortir du formol, placés pendant trois jours dans le mélange classique à l'alun de chrome, et colorés suivant le procédé habituel. Il en a été de même pour la partie inférieure du bulbe. Toutes les préparations dénotent l'absence d'altérations anciennes des fibres à myéline tant de la substance blanche que de la substance grise.

Les racines rachidiennes bien conservées, surtout sur certaine coupe de la région cervicale, paraissent absolument normales.

Les colorations au picro-carmin en masse (méthode de Forel) et à l'hématoxyline-éosine n'ont montré ni congestion plus intense qu'on ne la rencontre d'habitude, ni diapédèse péri-vasculaire, ni lésions des vaisseaux.

Enfin, des coupes ont été pratiquées en des régions différentes des renflements lombaire et cervical, soit sans inclusion, soit après inclusion au collodion pour subir la méthode de Nissl. Les colorants employés ont été le bleu polychrome d'Unna (avec décoloration à l'huile d'aniline alunée) et la fuchsine de Ziehl employée suivant le procédé de Sadowski.

Les préparations nombreuses ont été étudiées à l'aide de l'objectif à immersion. Notre attention s'est portée sur les cellules ganglionnaires des cornes antérieures, dont nous avons étudié avec soin la substance chromatique et la substance achromatique, la situation du noyau, ainsi que sur leurs prolongements. *Nous n'avons pu relever aucune altération.*

Les coupes colorées à la fuchsine de Ziehl, d'autres coupes colorées à la thionine phéniquée, ont été étudiées au point de vue des microbes qu'elles eussent pu renfermer. Nous avons constaté l'absence de toute bactérie, soit dans l'intérieur des cellules, soit en un point quelconque de la moelle.

Des coupes de bulbe passant au niveau du noyau des nerfs mixtes ont été traitées par la méthode de Nissl. Les cellules ne portent la trace d'aucune lésion.

Des coupes histologiques du cerveau ont été traitées par les méthodes ordinaires. On ne rencontre ni congestion, ni œdème, ni lésion des gaines. Le cerveau peut être considéré comme normal.

Des dissociations ont été faites de groupes musculaires du membre inférieur (triceps crural). Il n'y a pas augmentation du nombre des noyaux. La striation est visible surtout dans le sens transversal.

Les dimensions de chaque faisceau primitif semblent normales.

Observation V

Cas de paralysie ascendante.

(Thomas, *The american Journal*, 1898.)

V... F., homme, trente-cinq ans, marié, né en Italie. Journalier. Il entre le 5 octobre 1896 au Boston City hospital. Antécédents héréditaires négatifs. Séjour de quatre ans à Boston. Il prétend n'avoir jamais fait abus d'alcool et avoir joui d'une très bonne santé jusqu'aux onze jours qui ont précédé son entrée à l'hôpital. A cette époque, il ressentit une sorte d'engourdissement et de faiblesse dans les jambes, qui augmentèrent progressivement et le forcèrent à quitter son travail et à se mettre au lit. Peu de douleurs, pas de nausées ni de vomissements On dit qu'il aurait eu une crise de dyspnée, le jour de son entrée à l'hôpital. Il attribue sa maladie à l'action du froid et de la pluie et se plaint surtout d'engourdissement dans les jambes.

Etat actuel. — Homme bien constitué. Pupilles égales, réagissant bien à la lumière. Langue étalée, humide légèrement chargée. Pouls régulier, plein. La zone de matité cardiaque, les bruits et le rythme du cœur sont normaux.

La percussion des poumons ne révèle rien de pathologique ; l'auscultation permet d'entendre de nombreux râles sonores et quelques râles humides.

Foie et rate de volume normal. Rien du côté de l'abdomen. On constate une paralysie marquée des membres inférieurs et le seul mouvement possible est une légère flexion des genoux ; les muscles du tronc et du cou sont assez fortement parésiés : les mouvements d'élévation et d'abaissement de la tête sont impossibles, la rotation peut être effectuée. La parésie atteint également les muscles abdominaux et des membres supérieurs ; le malade ne peut lever les bras que très lentement et avec beaucoup de peine. La force musculaire est considérablement diminuée.

Les réflexes patellaire et les réflexes tendineux du membre supérieur sont abolis ; le réflexe plantaire est conservé, mais très lent à se produire. Réflexes crémastériens et abdominaux conservés.

Sensibilité à la douleur normale. Pas de douleur le long de la colonne vertébrale ni sur le trajet des gros troncs nerveux.

L'urine, examinée le 6 octobre, avait une couleur normale, Densité = 1025. Réaction acide. Le taux des chlorures est augmenté, pas d'albumine, pas de suere, pas de pigments biliaires.

7 octobre. — Le malade n'accusa aucun trouble nouveau et mangea. Pas de rétention d'urine, mais pas de selles.

Dans la nuit, il avait eu une attaque de dyspnée et n'avait pu expulser le mucus qui obstruait sa gorge.

A 6 h. 30 du soir, une dyspnée intense se montra, le pouls devint faible, les extrémités se refroidirent. On lui fit une injection hypodermique avec une solution de strychnine. Il mourut à 7 heures.

Autopsie, 8 octobre 1896.— Homme assez bien constitué. Rigidité cadavérique extrêmement marquée. Cuir chevelu normal. Crâne d'épaisseur ordinaire. Dure-mère non adhérente, assez hyperémiée. La face interne des méninges et le cerveau lui-même participent à cette hyperémie ; la substance grise du cerveau présentait une coloration rosée à la section. Au niveau des ganglions de la base, l'hyperémie atteignait son maximum d'intensité.

Panniculus adiposus d'épaisseur moyenne, muscles bien développés. Le canal rachidien a été complètement ouvert ; la moelle, la plupart des racines et un certain nombre de ganglions spinaux ont été retirés. Congestion des méninges rachidiennes. La moelle bien conservée est un peu congestionnée. Les nerfs n'offrent rien d'anormal. On enleva de longs fragments des sciatiques. Dans la partie postérieure des deux poumons, on remarqua la présence de nombreuses taches sombres, dont quelques-unes semblaient dues à des hémorragies : au niveau des autres, la pression faisait sourdre des bronchioles soit du pus, soit une exsudation muco-purulente. Cœur de volume normal, pesant 240 grammes avec valvules intactes. Rate pesant 175 grammes, flasque, un peu augmentée de volume. La coupe est d'un brun pâle.

Les deux reins, de même volume, pèsent 175 grammes ; ils sont fortement congestionnés ; la capsule s'enlève facilement.

Foie, 1200 grammes, rouge sombre, congestionné. Vésicule biliaire pleine de bile liquide et brunâtre.

La muqueuse du tube digestif paraît saine dans toute son étendue, sauf immédiatement au-dessus de la valvule iléo-cœcale où l'on pouvait voir un léger gonflement des follicules. Ganglions mésentériques hypertrophiés.

Artères et veines normales.

Examen bactériologique. — Cultures stériles au cœur, foie, rate, reins, méninges cérébrales. Des cultures faites au cerveau, moelle épinière et méninges, trois ne donnèrent aucun résultat, les autres ne montrèrent que des saprophytes, un gros coccus et un large diplocoque.

Examen microscopique. — Les coupes faites dans la moelle lombaire et colorées par la méthode de Pal ne montrèrent aucune altération pathologique dans la substance blanche. Dans la substance grise, même intégrité apparente : les cellules étaient en nombre normal, leur structure nullement modifiée, les fibres nerveuses intactes. Dans la corne antérieure, les capillaires étaient gonflés, gorgés de sang ; leurs parois étaient infiltrées ; les espaces lymphatiques périvasculaires étaient également dilatées. Dans les racines antérieures, on constatait la présence d'un grand nombre de fibres dégénérées.

Les coupes de moelle, colorées à l'hématoxyline et à l'éosine, ne permirent de constater aucune lésion en dehors de la dilatation des capillaires dans la substance grise. Ces vaisseaux contenaient un grand nombre de globules rouges et peu de leucocytes ; dans quelques-uns, une accumulation de petites cellules rondes avec noyaux fortement colorés ; dans d'autres, pas d'infiltration des parois vasculaires. Nulle part, il n'y avait moins de traces d'hyperplasie de la névroglie.

Les coupes, colorées par la méthode de Nissl, montrèrent que la grande majorité des cellules des deux cornes antérieures présentaient une diminution des granulations protoplasmiques. Dans quelques cellules, les granulations protoplasmiques, normales à la périphérie, offraient, dans la partie centrale de l'élément cellulaire, un aspect homogène, de coloration jaunâtre, sans trace de noyau ni nucléole ; dans d'autres, le noyau persistait, mais indistinctement coloré et tout le corps de la cellule était rempli de granulations très fines, au milieu desquelles on voyait parfois quelques granulations de volume et d'aspect normaux. A côté de ces cellules ainsi altérées, on en voyait d'autres d'apparence plus ou moins normales mais diminuées de volume. Ailleurs des cellules présentaient une intégrité parfaite.

Les coupes, colorées suivant la méthode de Weigert et de Lœffler, ne permirent pas de déceler la présence de microorganismes.

Les coupes faites, tant dans la moelle cervicale que dans la moelle dorsale, permirent de constater des lésions identiques au niveau des grandes cellules motrices des cornes antérieures.

Une bonne moitié des cellules de la région dorsale était touchée, mais leurs altérations présentaient un degré d'intensité moindre que celles relevées dans les cellules de la région lombaire. Au contraire, dans la région cervicale, l'intensité des lésions et le nombre des éléments atteints augmentaient de nouveau.

Dans le bulbe, la méthode de Nissl ne montra aucune altération cellulaire : les cellules apparaissaient avec leurs granulations régulièrement disposées et bien colorées, leurs noyaux distincts, leurs prolongements normaux.

Dans l'écorce cérébrale, quelques grandes cellules présentaient des granulations plus petites, plus irrégulièrement disposées qu'à l'état normal, mais dans aucune les granulations protoplasmiques n'avaient complètement disparu.

Les coupes faites dans les ganglions dorsaux ou lombaires et colorées par la méthode de Nissl, montrèrent des cellules ganglionnaires en général normales. Quelques-unes avaient des vacuoles : presque toutes étaient intactes.

Les coupes du nerf crural gauche, traitées par la méthode de Marchi, firent constater la présence de nombreux globules de graisse dans les gaines nerveuses. Par place, le cylindraxe avait complètement disparu; ailleurs il était gonflé et en chapelet. Ces altérations se voyaient à un degré plus ou moins marqué dans plus de la moitié des fibres du nerf. Sur des coupes transversales, la gaine de myéline était infiltrée de graisse, tantôt sous forme de gouttelettes irrégulièrement disséminées, tantôt sous forme d'une mince couche.

Le nerf sciatique gauche, sur les coupes longitudinales, présentait les mêmes lésions, mais à un degré plus grand : un plus grand nombre de fibres étaient atteintes, la dégénérescence graisseuse était plus accentuée.

Sur les coupes transversales, on pouvait apprécier le grand nombre de fibres intéressées comparativement à celles demeurées saines.

BIBLIOTHÈQUE NATIONALE IMPRIMÉS

Le sciatique droit montrait des altérations analogues en intensité et en fréquence : plus des trois quarts des fibres étaient lésées.

Sur les préparations du nerf sciatique gauche, faites à l'hématoxyline, on notait une augmentation du tissu connectif et une infiltration considérable de petites cellules rondes dans les parois des vaisseaux.

Les mêmes altérations pouvaient exister dans le crural gauche et sciatique droit : toutefois, dans ce dernier, elles existaient à un bien moindre degré.

En résumé, l'examen microscopique montre :

1° Dégénérescence parenchymateuse des nerfs périphériques, variable d'étendue et d'intensité suivant les nerfs examinés;

2° Altérations dégénératives des grandes cellules motrices des cornes antérieures de la moelle, avec destruction et fragmentation en granulations protoplasmiques et disparition du noyau;

3° Les cellules motrices du bulbe et des ganglions spinaux sont intactes;

4° Intégrité de la substance blanche de la moelle;

5° Absence de microorganismes.

Diagnostic anatomique. — Broncho-pneumonie et hémorragies pulmonaires. Augmentation de volume de la rate. Congestion des reins. Congestion du cerveau et de la moelle. Dégénérescence parenchymateuse des nerfs périphériques et des cellules nerveuses de la moelle.

Observation VI (inédite.)

MM. Courmont et Bonne. — Service de M. le professeur Bondet.

I. Symptômes. — R. Guillaume, cinquante-huit ans, salle Saint-Augustin, n° 26. Le 7 avril 1898, le malade est apporté à l'hôpital complètement paralysé. Il vivait seul et n'était pas sorti de chez lui depuis trois jours, lorsque des voisins le visitèrent et le trouvèrent dans l'état actuel. Il a des troubles de la phonation, s'exprime difficilement, d'une voix faible et voilée. Il peut cependant raconter que sa maladie a commencé brusquement le 4 avril par des troubles de la motilité des membres inférieurs ; ceux-ci, d'abord simplement parésiés, devinrent bientôt complètement paralysés et le malade ne put quitter son lit. En même temps il eut des phénomènes généraux, fièvre et céphalalgie, pas de rachialgie.

Rapidement les troubles paralytiques gagnèrent les membres supérieurs, puis le larynx; depuis un jour la parole est gênée et très difficile. Aucun trouble subjectif de la sensibilité.

Les renseignements sur ses antécédents personnels ou héréditaires sont incomplets : il peut cependant nous dire qu'il n'était pas malade avant l'affection actuelle. Les parents nous ont appris ultérieurement que c'était un homme sobre, rangé, non alcoolique, jouissant d'une excellente santé et auquel on ne connaissait ni tare, ni maladie antérieure.

A son entrée : homme d'aspect robuste, grand, bien constitué; facies coloré, fébrile, couvert de sueur. Les troubles paralytiques attirent tout d'abord l'attention : les membres inférieurs sont complètement paralysés, les membres supérieurs également; cette paralysie est flasque, sans contracture. Les muscles du tronc et de la ceinture scapulo-humérale paraissent parésiés. La respiration est rapide (30 R. par minute) et difficile ; le diaphragme est nettement parésié, le thorax se dilate mal; il y a du tirage sus-sternal et de la dépression au creux sus-claviculaire à l'inspiration, pendant laquelle on ne constate pas de contraction des muscles respiratoires de la ceinture thoracique. La face n'est pas paralysée, les paupières sont mobiles, les lèvres s'agitent quoique faiblement. La langue peut à peine remuer et sortir des arcades dentaires. La parole est très difficile par parésie laryngée et linguale. La déglutition est possible, mais le malade avale souvent de travers.

Inégalité pupillaire. La pupille gauche est plus dilatée.

Il est difficile, à cause de la paralysie, de juger de l'état de la sensibilité cutanée qui paraît diminuée.

Abolition des réflexes patellaires, abdominal, crémastérien, cornéen, pharyngé; conservation des réflexes plantaires.

Pas d'atrophie des masses musculaires; pas de troubles vasomoteurs, sauf la congestion très marquée de la face avec sueurs abondantes localisées à cette région.

Troubles de relâchement des sphincters : le malade urine sous lui ; on retire à peine de la vessie quelques gouttes d'urine pour la recherche de l'albumine qui est négative. Pas d'œdème des jambes. Les facultés intellectuelles sont intactes ; le malade comprend tout ce qu'on lui dit et s'efforce d'y répondre ; il se rend compte de tout ce qu'on fait autour de lui et le contraste est frappant entre cette lucidité intellectuelle et l'immobilité complète des membres et de la plupart des muscles moteurs.

T. = 39 degrés. P. = 120, fort, rapide, bondissant.

Rien d'anormal au cœur, ni aux poumons.

8 avril. — L'état est considérablement aggravé. Persistance de la paralysie flasque généralisée ; l'aphonie est complète, la langue peut encore se mouvoir légèrement. Lorsqu'on interroge le malade, il tâche de répondre et on voit ses lèvres remuer sans qu'aucun son soit émis. La connaissance est complète, le malade reconnait ses parents et essaie de leur parler. La température monte à 39°6, le 8 au soir, 40°2 ; le 9 au matin, la peau est chaude, la figure colorée et couverte de sueur. Même état des réflexes. Le malade a vomi ce matin. La respiration devient de moins en moins difficile, le pouls à 120 devient ample mais dépressible.

9 avril. — L'état continue à s'aggraver, la température monte à 40°0 et le malade meurt dans la nuit.

II. Anatomie pathologique. — *a) Autopsie.* — A l'ouverture de la boîte cranienne, on constate un œdème très marqué des espaces méningés ; ventricules latéraux très dilatés. L'examen extérieur et les coupes ne révèlent rien d'anormal dans le cerveau, le cervelet, la protubérance et le bulbe.

Moelle. — Les méninges rachidiennes sont distendues par un liquide très clair, qui s'échappe en jet lorsqu'on incise la dure-mère ; pas de congestions ni de lésion apparente des méninges. Les coupes de la moelle, qui est ferme et d'aspect normal, ne révèlent non plus aucune lésion macroscopique.

Des fragments de moelle, de bulbe, du cerveau et des nerfs périphériques sont recueillis pour l'observation histologique. L'ensemencement du liquide rachidien, de parcelles et substance médullaire et bulbaire à diverses hauteurs est fait avec toutes les précautions nécessaires. L'examen macroscopique des viscères n'a révélé aucune altération importante. Rien aux poumons, sauf un peu de congestion aux bases. Cœur normal. Foie gros, légèrement congestionné. Aux reins : pas d'altérations macroscopiques manifestes, pas d'adhérence de la capsule.

b) *Examen histologique*[1]. — Nous avons examiné comparativement par la méthode de Nissl et les méthodes ordinaires, les renflements lombaire et cervical de la moelle, la partie inférieure du bulbe (noyau de l'hypoglosse et du vague) et les circonvolutions motrices de l'écorce. Notre attention étant spécialement dirigée vers les altérations cellulaires, nous n'avons fait des *nerfs périphériques* qu'une étude restreinte, bornée à quelques troncs nerveux : sciatique poplité externe et médian de chaque membre. Les nerfs examinés au Pal et au Marchi en coupes longitudinales et transversales ne nous montrent aucune fibre dégénérée. D'autre part, leur coloration au carmin ne permet de déceler aucune prolifération interstitielle, ni infiltration inflammatoire, ni modification du tissu entraînant, ni altération des vaisseaux.

Les *circonvolutions motrices* de l'écorce ne nous montrèrent non plus aucune altération des cellules nerveuses, ni des vaisseaux.

La *moelle* nous offrit des lésions d'autant plus accentuées qu'on les considérait en un point plus inférieur du névraxe : ce que faisait prévoir, du reste, l'évolution clinique de l'affection.

Au niveau du renflement lombaire, les lésions sont très avancées, particulièrement dans la corne antérieure et identiques dans les deux moitiés de la moelle. Le Nissl montre de grandes variétés dans l'affinité des cellules pour le bleu de méthylène, et l'on pourrait y décrire tous les degrés de piknomorphisme et de chromato-

[1] Fait par M. Bonne dans le laboratoire de M. le professeur Renaut.

philie qui s'échelonnaient de l'état de fatigue à l'état de repos complet, au temps où Nissl et Benda discutaient sur la signification de ces différents aspects. Nombreuses aussi et variées sont les chromatolyses péri-nucléaires ou périphériques, diffuses ou limitées en un point du corps cellulaire.

Dans certaines cellules, les corpuscules se fondent en blocs beaucoup plus volumineux, et présentant pour le colorant des degrés d'affinité différents. A côté de ces lésions, d'une interprétation si délicate et qui varient suivant la technique employée, il en est d'autres plus importantes et dont la signification est beaucoup plus claire : l'état hyalin et l'apparence vitreuse se retrouvent dans un certain nombre des cellules, coïncidant ou non avec une déformation du corps cellulaire qui prend en certains cas l'apparence d'un bloc sans prolongement, au milieu duquel on ne reconnait que difficilement le noyau. Des vacuoles plus ou moins larges, allongées ou arrondies, vides ou contenant des particules colorées, se rencontrent dans un grand nombre de cellules, dont le protoplasma a gardé tout autour son aspect ordinaire, ou au contraire, est devenu hyalin. Quelques cellules en présentent un certain nombre; elles se retrouvent aussi bien dans les morceaux fixés au Müller que dans ceux qui ont été traités au Nissl ; mais dans ce dernier cas, elles sont rendues moins frappantes par les déformations concomitantes du corps cellulaire. Nous les retrouverons en parlant du pigment.

Quelques-unes de ces vacuoles s'ouvrent à la surface du corps cellulaire et forment ainsi des fentes, des encoches plus ou moins profondes. En aucun point, ce processus n'est allé jusqu'à la fragmentation complète du corps cellulaire. Nous chercherons plus loin à interpréter certaines lésions qu'il nous suffit de mentionner ici : nous avons en vue les déformations du corps cellulaire et de ses prolongements, les déplacements apparents du noyau, les ruptures des prolongements protoplasmiques ou cylindraxiles et les modifications dans la répartition du pigment que l'on trouve à l'état normal dans la plupart des grandes cellules de la moelle.

Au niveau du renflement cervical, les lésions cellulaires sont beaucoup moins accentuées : les cellules les plus altérées présentent une transformation hyaline de leur protoplasme, localisée en un certain point ou généralisée à tout le corps cellulaire, des vacuoles en petit nombre ou des affinités anormales (diminuées) pour les colorants basiques : carmin, bleu de méthylène, etc. Quant aux altérations que nous croyons devoir rapporter à l'action des réactifs, elles se montrent aussi prononcées au renflement cervical qu'au renflement lombaire : cela seul semble indiquer que ces lésions ne sont peut-être pas forcément d'ordre pathologique, et qu'on ne peut les attribuer à autre chose qu'à une exagération artificielle réelle, mais invisible par elles mêmes.

Nous n'avons examiné *du bulbe* que la partie inférieure comprenant les noyaux de l'hypoglosse et du vague, notre malade n'ayant pas présenté pendant sa vie de symptômes nets dans le domaine des autres nerfs craniens. Le *noyau de l'hypoglosse* est le plus altéré. Un grand nombre d'expérimentateurs ont noté cette prédilection des processus infectieux pour ce nerf cranien. Pareil fait est également consigné dans presque toutes les observations de paralysie ascendante où le bulbe a été examiné. On ne sait à quoi l'attribuer, mais il est permis de remarquer, à ce propos, que de tous les noyaux bulbaires, celui de l'hypoglosse possède les cellules de beaucoup les plus grandes et les plus richement arborisées, et que, par ces seuls caractères, ces cellules se rapprochent ainsi le plus des cellules des cornes antérieures, que tous les processus myélitiques aigus frappent de préférence. Chez notre malade, les lésions de l'hypoglosse étaient peu avancées, moins marquées encore que les lésions de la moelle cervicale et consistaient uniquement en l'état hyalin, la coloration diffuse d'un petit nombre de cellules. D'autres étaient vacuolées. Ces quelques lésions avaient à peu près complètement disparu au niveau du tiers supérieur du noyau, particularité rencontrée par plusieurs observateurs (Rollet et Marinesco) qui ont étudié les lésions secondaires des cellules d'origine de l'hypoglosse, après section ou arrachement de ce nerf.

Le *noyau dorsal du pneumogastrique*, formé de cellules beaucoup plus petites que celles de l'hypoglosse est encore moins altéré. Les lésions sont en tout cas plus nettes que celles du *noyau ambigu* qui ne présente qu'un très petit nombre de cellules mal colorées ou vacuolaires. Quant aux autres groupes cellulaires de la région (noyau grêle, cunéiforme, olives et parolives), leur aspect est absolument normal. On pouvait cependant, parmi les cellules qui sont disséminées sous le plancher, en dehors des noyaux sensitifs des vagues, en trouver quelques unes légèrement déformées et mal colorées.

Contrairement aux éléments nerveux, les éléments conjonctifs (méninges, vaisseaux) ne présentent que des lésions minimes dans toute la hauteur de la moelle et du bulbe. Il n'existe en aucun point trace de diapédèse autour des cellules nerveuses altérées. Les vaisseaux ne présentent nulle part de lésions de leur tunique interne. On trouve cependant autour de quelques petits vaisseaux et surtout près des méninges des zones d'infiltration limitées mais assez serrées de petites cellules rondes.

Notons enfin que des préparations au Marchi des renflements cervical et lombaire nous montrèrent, dans celui-ci surtout, un petit nombre de fibres dégénérées, disséminées sans ordre dans les régions de substance blanche les plus voisines de l'axe gris, quelques bouts de myéline dans les cornes antérieures et le long du trajet intramédullaire des racines antérieures. Le pigment des cellules nerveuses est dans ces préparations fortement coloré en brun foncé.

Les *reins* (Müller, gomme, carmin) montrent une prolifération interstitielle avancée, de la néphrite glomérulaire desquamative peu intense et restreinte à un petit nombre de glomérules ; ceux-ci ne présentent pas de lésions de leurs bouquets vasculaires. Les vaisseaux de la substance corticale sont fortement congestionnés. L'épithélium du *tubuli contorti* est trouble, ses noyaux se colorent peu ou pas. On remarque dans les cavités tubulaires des détritus granuleux fortement colorés par l'éosine en de véritables cylindres épithéliaux. Catarrhe très léger des tubes droits. Malgré l'incertitude qui s'attache à tout examen histologique d'un organe aussi délicat que le rein, on peut conclure de ces lésions à l'existence de deux processus : un processus ancien, primitivement ou secondairement interstitiel ; un processus récent, saisi pour ainsi dire en activité et dont on voit les traces dans les lésions inflammatoires des épithéliums sécréteurs. Il est rationnel de l'assimiler au processus qui a causé dans la moelle et le bulbe des lésions électives des éléments nobles, lésions qui ont entraîné les symptômes paralytiques et la mort du malade.

III. Examen bactériologique. — Des ensemencements en bouillons furent faits à l'autopsie avec toutes les précautions nécessaires : 1° Avec la partie centrale d'un fragment de moelle; 2° avec une partie analogue au niveau du bulbe ; 3° avec le liquide céphalo-rachidien recueilli à travers une ponction de la dure-mère rachidique.

Les tubes ensemencés avec des fragments du tissu nerveux ont donné des cultures mélangées de cocci, de diplocoques et de bacilles. Étant donné la multiplicité de ces agents, nous avons pensé à une infection cadavérique secondaire et n'avons pas poussé plus loin l'étude des microbes ainsi trouvés.

Au contraire, le liquide des méninges rachidiennes donna une culture pure de diplocoques analogues à ceux qui existaient dans les cultures des centres nerveux. Les caractères de ce microbe furent les suivants : diplocoque à grains un peu allongés, ressemblant à certaines formes du pneumocoque, se colorant bien par tous les colorants habituels et surtout coloré par la méthode de Gram. Nous n'avons pas constaté l'existence d'une capsule autour de ce diplocoque.

Ces caractères morphologiques étaient ceux soit des cultures en bouillon, soit des cultures sur milieu solide. La seule différence est qu'en bouillon il y avait à côté des diplocoques de courtes chaînettes, qui n'existaient pas dans les cultures sur gélose. Ces cultures en bouillon, ensemencées successivement à plusieurs générations, ont montré une végétabilité supérieure à celle du pneumocoque classique, car elles étaient encore fertiles au bout de trois et quatre semaines.

Sur gélose ordinaire, les cultures développées à + 37 degrés étaient formées par un très mince voile grisâtre, à peine apparent.

Sur gélatine, les cultures n'ont jamais poussé. Cet agent microbien semble donc se rapprocher, par certains de ses caractères, du pneumocoque et, par d'autres, du méningocoque de Weichselbaum. Les inoculations à l'animal ne purent, pour des raisons indépendantes de notre volonté, être faites qu'un mois après l'isolement de ce microbe. Ces inoculations furent négatives pour le lapin (2 centimètres cubes d'une culture en bouillon injectés dans la veine). Un cobaye, inoculé dans le péritoine avec 3 centimètres cubes de la même culture n'a pas paru influencé par cette inoculation. Nous mettons ces résultats négatifs sur le compte du vieillissement de notre culture.

Ce microbe semble néanmoins avoir été l'agent pathogène à cause de sa présence, à l'état de pureté, dans le liquide céphalo-rachidien, et associé à d'autres agents (probablement d'infection cadavérique) dans les centres médullaires.

Il nous a été impossible de le retrouver par coloration des coupes des centres nerveux après durcissement.

CONCLUSIONS

I. Sous le nom de *paralysie ascendante ou syndrome de Landry*, on décrit un *syndrome clinique* caractérisé par une paralysie flasque, sans contracture, à marche progressive et régulièrement ascendante, avec presque toujours abolition des réflexes. A ces symptômes s'ajoutent, à titre secondaire et inconstant, des troubles de la sensibilité et des sphincters, des modifications dans l'état électrique des muscles et des nerfs.

II. Le *substratum anatomique essentiel* est une lésion du protoneurone moteur. Le syndrome peut être réalisé, que les altérations intéressent tout le neurone ou portent exclusivement sur la cellule *(syndrome de Landry par myélite des cornes antérieures ou myélite antérieure ascendante aiguë)* ou le cylindraxe *(syndrome de Landry par lésions surtout névritiques)*.

III. *Sur le terrain clinique*, il est possible souvent de distinguer les *deux formes médullaire et névritique*.

La première se caractérise par des symptômes à peu près exclusivement moteurs, une évolution plus rapide, un pronostic plus grave.

Dans la forme névritique, les troubles moteurs s'accompagnent de modifications de la sensibilité objective, de douleurs à la pression dans les masses musculaires et sur le trajet des nerfs. Son évolution est plus lente, son pronostic plus favorable. Une telle distinction ne saurait s'appliquer qu'aux cas types : ces derniers sont reliés par une série de faits intermédiaires formant une chaine ininterrompue.

IV. La nature infectieuse de la maladie ressort nettement de l'étiologie ; l'expérimentation et les examens bactériologiques n'ont fait que le confirmer.

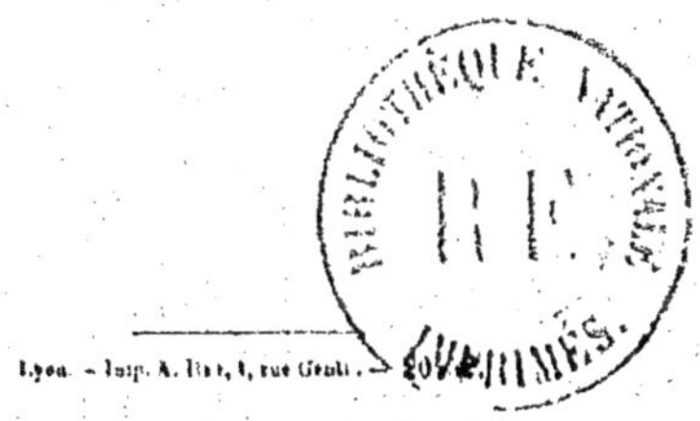

Lyon. — Imp. A. Rey, 4, rue Gentil.

www.ingramcontent.com/pod-product-compliance
Ingram Content Group UK Ltd.
Pitfield, Milton Keynes, MK11 3LW, UK
UKHW021110200726
13857UKWH00003B/1164

9 782011 928375